NESRINE SOUAYEH
MARIEM Nouira
FATEN DRIDI

Factores que predizem o sucesso das inseminações intra-uterinas

NESRINE SOUAYEH
MARIEM Nouira
FATEN DRIDI

Factores que predizem o sucesso das inseminações intra-uterinas

ScienciaScripts

Imprint

Cover image: www.ingimage.com

This book is a translation from the original published under ISBN 978-620-6-72318-9.

Publisher:
Sciencia Scripts
is a trademark of
Dodo Books Indian Ocean Ltd. and OmniScriptum S.R.L publishing group

120 High Road, East Finchley, London, N2 9ED, United Kingdom
Str. Armeneasca 28/1, office 1, Chisinau MD-2012, Republic of Moldova, Europe
Printed at: see last page
ISBN: 978-620-8-25313-4

Conteúdo

1 INTRODUÇÃO

Desde 2009, a Organização Mundial de Saúde (OMS) definiu a infertilidade como a incapacidade de engravidar após um ano de relações sexuais regulares e desprotegidas [1]. A infertilidade é um problema de saúde global que afecta entre 8% e 12% dos casais em idade fértil em todo o mundo [2] . Uma forma de os casais inférteis tentarem ultrapassar a sua infertilidade é recorrer à reprodução medicamente assistida (PMA). A inseminação intra-uterina (IIU) é uma técnica de PMA amplamente utilizada para uma vasta gama de indicações em medicina reprodutiva, geralmente oferecida antes da fertilização in vitro (FIV) em muitas indicações [3]. O 18º relatório da ESHRE sobre reprodução assistida mostrou que, em 2014, um total de 120.789 ciclos de IUI foram realizados em 39 países europeus [4]. Em França, a IUI foi responsável por 32% de todas as tentativas de reprodução assistida em 2018 [5]. A definição padrão de IUI é um tratamento para a infertilidade, que envolve a colocação de espermatozóides preparados na cavidade uterina no momento da ovulação. Isto pode ser feito em combinação com a estimulação ovárica ou num ciclo natural. O sucesso de um programa de IUI é multifatorial [6] e depende da idade da paciente [7], do índice de massa corporal [8], da duração da infertilidade [9] e da causa da infertilidade [10]. Para além da seleção da paciente, a escolha do protocolo de estimulação [11], o grau de estimulação, o número de folículos maduros [10], os parâmetros espermáticos [12], o suporte da fase lútea [13], o momento da IUI [14] e os métodos de preparação do esperma [15] são também factores de prognóstico tidos em conta de forma inconsistente pelos especialistas. As taxas globais de gravidez após IUI têm variado de 5% a 30% [3,14]. A grande variabilidade de indicações e as baixas taxas de gravidez em comparação com a FIV levaram muitos médicos e centros de fertilidade em todo o mundo a rejeitar a IUI e a oferecer a FIV como tratamento de primeira linha [16]. No entanto, a IUI é simples, mais barata [17], menos invasiva e mais amiga do paciente do que a FIV [18], e continua a ser uma opção quando os casais são corretamente selecionados. Qualquer que seja o tratamento utilizado, os casais querem saber quais são as suas hipóteses de sucesso. Portanto, é importante identificar e avaliar os fatores que influenciam a taxa de gravidez após a IUI [19]. Neste estudo, procurámos identificar factores preditivos de sucesso em ciclos de inseminação intra-uterina (IIU) com esperma do cônjuge, de forma a definir uma população específica que mais beneficiaria com a IIU. O nosso trabalho foi realizado no centro de MPA do principal hospital militar de Tunes. Analisou quatro anos de prática de IAC entre janeiro de 2016 e janeiro de 2020. Contámos 328 ciclos de CAI realizados em 196 casais. O objetivo deste trabalho foi estudar a influência de vários fatores masculinos e femininos nos resultados dos ciclos de IAC em termos de gravidez clínica e, assim, determinar os fatores que predizem o sucesso dos ciclos de IAC.

2 MÉTODOS

1. Caraterísticas do estudo :

Trata-se de um estudo observacional retrospetivo e descritivo realizado no principal hospital militar de Tunes em 196 casais que tiveram pelo menos uma tentativa de ETI no nosso centro durante um período de 04 anos, de janeiro de 2016 a janeiro de 2020, ou seja, 328 ciclos de ETI registados.

2. Doentes :

2.1. Critérios de inclusão :

O nosso estudo incluiu casais inférteis em consulta e para os quais foi indicada em primeira instância uma CAI.

Para as mulheres :

- Idade igual ou inferior a 40 anos.
- Uma cavidade uterina normal e, pelo menos, uma trompa sã e patente confirmada por histerossalpingografia.
- Uma mulher que tenha recebido tratamento para uma infeção genital.

Para homens :

- Uma contagem final progressiva de espermatozóides móveis recuperados após o teste de migração e sobrevivência de espermatozóides de pelo menos um milhão.
- Alteração moderada dos parâmetros espermáticos.
- Um tratamento popular para infecções do trato genital masculino.

2.2. Critérios de não-inclusão :

Estes critérios foram :

- Ciclo abandonado devido à falta de resposta à estimulação ovárica
- Uma conversão de ICSI para IAC

2.3. Critérios de exclusão :

- Os doentes com uma alteração importante dos parâmetros espermáticos no dia da tentativa e uma contagem final de espermatozóides móveis progressivos inferior a 1 milhão foram excluídos do nosso estudo.
- Pacientes que não foram submetidas a histerossalpingografia.
- Pacientes que sofrem de endometriose grave.
- Doentes com idade superior a 40 anos.

2.4. Recolha de dados :

Os dados foram recolhidos dos processos dos casais e de um ficheiro informatizado do centro MPA do hospital militar de Tunes.

Os parâmetros estudados foram :

- A idade do doente.
- Antecedentes (SOP, obstrução tubária, patologia cervical, etc.).
- Avaliação hormonal no D3 do ciclo (FSH, LH, E2, Prolactina) e possivelmente AMH.
- A regularidade do ciclo menstrual.
- Parâmetros do esperma (concentração, mobilidade, morfologia do esperma, volume tratado, número total de espermatozóides móveis progressivos inseminados, volume tratado, número total de espermatozóides móveis progressivos antes e depois da preparação).
- Tentativa de classificação.
- O protocolo de estimulação utiliza.
- O número de folículos maior ou igual a 18 mm no dia do início da gravidez.
- A espessura do endométrio em milímetros.
- O processo de inseminação (fácil/difícil).

- A história e os hábitos do marido (tabagismo, varicocele).
- O tipo (primário ou secundário) e a duração da infertilidade.

A taxa de gravidez clínica por ciclo foi estudada em função destes diferentes parâmetros.

2.5. Critérios de avaliação :

O sucesso da tentativa de IAC foi definido pela ocorrência de uma gravidez clínica.

2.6. Análise estatística :

Os dados recolhidos foram sistematicamente transcritos para uma base de dados e analisados com recurso ao programa estatístico SPSS 25.0, com testes de qui-quadrado de Pearson. Para o estudo descritivo, foram calculadas frequências absolutas e frequências relativas (percentagens) para as variáveis qualitativas. [eme] As variáveis quantitativas que não seguiram uma distribuição normal foram expressas como medianas com o primeiro e o terceiro quartis entre parêntesis rectos e as que seguiram uma distribuição normal foram expressas como média ± desvio padrão. [2]Para o estudo analítico, a análise foi efectuada através dos testes do qui-quadrado e do método ANOVA. A correlação entre os diferentes parâmetros foi estabelecida utilizando o método de Pearson para as variáveis quantitativas e o método de Spearman para as variáveis qualitativas. O nível de significância foi fixado em $p<0,05$.

2.7. Pesquisa bibliográfica :

A pesquisa bibliográfica foi efectuada através da consulta dos dados digitais disponíveis na PubMed, Science Diret, Google Scholar, etc., bem como de teses de doutoramento em medicina tunisinas e estrangeiras, utilizando as palavras-chave: inseminação intra-uterina, taxa de gravidez e infertilidade.

2.8. Aspectos éticos :

Como o estudo foi retrospetivo, não teve qualquer impacto na qualidade dos cuidados. Os resultados obtidos serão postos à disposição de todos os cientistas interessados neste domínio, em benefício dos pacientes. Os nomes dos pacientes que não aparecem neste trabalho garantem a confidencialidade médica e foi obtido um consentimento claro e assinado para todos os nossos casais e para cada tentativa.

2.9. Conflitos de interesses :

Declaramos não ter qualquer conflito de interesses.

3. Métodos :

3.1. Avaliação pré-IAC :

Foi efectuada uma avaliação da infertilidade pré-IUI para cada casal, incluindo uma entrevista, um exame clínico e testes adicionais.

- É efectuado um interrogatório cuidadoso para determinar o tipo e a duração da infertilidade, os antecedentes médicos e cirúrgicos do casal, a duração e a regularidade dos ciclos menstruais, a presença de dismenorreia, a presença de galactorreia, a presença de disfunção erétil para detetar a disfunção sexual, a regularidade das relações sexuais e a ausência de contraceção, a gestação e a paridade da paciente.
- Um inquérito que inclua, pelo menos, os seguintes testes adicionais:

Para o marido :

- Um espermograma recente com menos de 6 meses e um teste de migração e sobrevivência dos espermatozóides (MST).
- Uma cultura de esperma com um teste para micoplasma e clamídia.

Para as mulheres :

- No D3 do ciclo, é efectuado um controlo hormonal basal com FSH (hormona folículo-estimulante), LH (hormona luteinizante), E2 (17beta-estradiol), PRL (prolactina) e, eventualmente, um ensaio de AMH (hormona anti-mulleriana).

- Uma ecografia pélvica endovaginal para avaliar o seguinte: morfologia uterina e ovárica, contagem de folículos antrais e para verificar a ausência de quistos, massas anexiais ou outros achados.
- Um histerossalpingograma efectuado na primeira metade do ciclo (entre D7 e D14 do ciclo) e após um teste beta HCG negativo.
- Uma zaragatoa vaginal para detetar micoplasma e clamídia.

Para ambos os cônjuges :

- Um exame sistemático das doenças infecciosas, incluindo serologias para a sífilis, a hepatite B e C e o vírus da imunodeficiência (VIH).

Uma vez efectuados os testes, a indicação para a IIU foi estabelecida e todos os casais foram informados sobre a técnica e os seus resultados, tendo assinado um formulário de consentimento informado.

Durante a última consulta do casal, o médico explicou o ciclo IAC, respondeu a todas as perguntas do casal e emitiu a receita necessária para o tratamento.

3.2.Como funciona o ciclo IAC :

3.2.1. Estimulação ovárica :

[emeeme]No nosso serviço, foram utilizados dois protocolos de estimulação ovárica com vista à IUI: o citrato de clomifeno (CC) isolado, administrado na dose de 50 a 150 mg/d, de 2 a 6 dias do ciclo menstrual, dependendo do perfil hormonal da paciente. [emeemeeme]Ou CC ou letrozol de 2 a 6 dias do ciclo menstrual, seguido do uso de gonadotrofinas de 7 a um dia antes do início do trabalho de parto.

As gonadotrofinas utilizadas durante o período de estudo foram :

J Gonadotrofinas humanas da menopausa: HMG (Gonadotrofina humana da menopausa) Menopur®, Merional®.

J FSH recombinante (FSHr) (hormona folículo-estimulante); Gonal F®.

J FSH altamente purificada: Fostimon®.

As injecções podiam ser diárias ou programadas para dias alternados, e tinham de ser administradas à mesma hora todos os dias. As doses eram geralmente mínimas (entre 75 e 150 unidades/dia) e eram determinadas pelas caraterísticas da paciente (idade, reserva ovárica, IMC, resposta a estimulações anteriores e indicação para IUI).

3.2.2. Controlo da ovulação :

[emeeme]Em geral, foram efectuadas três sessões de monitorização por ecografia para todas as pacientes, a primeira começando entre os dias 4 e 7 do ciclo e depois a cada dois a quatro dias, em função da resposta, ajustando a dose de tratamento. Esta monitorização permitiu contar e medir o diâmetro do(s) folículo(s) recrutado(s) e avaliar a espessura e o aspeto do endométrio.

3.2.3. Induzir a ovulação :

Quando um ou dois folículos atingiram um tamanho de 18 mm de diâmetro, a indução foi efectuada por uma injeção intramuscular de 5000 UI de HCG urinária (gonadotrofina coriónica humana) ou por uma injeção subcutânea de HCG recombinante (ovitrelina 250 pg).

3.2.4. Ato do IIU :

O parceiro dirigiu-se ao laboratório da MAP para recolher esperma por masturbação num recipiente adequado de boca larga e de uso único, após três a cinco dias de abstinência sexual. O sémen foi imediatamente preparado após liquefação e foi efectuada uma primeira avaliação rápida dos espermatozóides.

Os parâmetros do esperma foram realizados de acordo com os critérios da OMS 2010. Posteriormente, o esperma foi processado utilizando a técnica de centrifugação e migração em gradiente de densidade de dupla camada de 90% e 45%. Esta consistiu em depositar delicadamente o sémen liquefeito no gradiente de densidade, ou seja, 1 ml de cada gradiente (Sperm-Grad*, fração de 90% e fração de 45%). É efectuada uma centrifugação inicial durante 20 minutos a 300-400g. O sobrenadante foi então decantado, retendo parte da camada de 90% que contém espermatozóides migrados. Esta fração foi então vertida para outro tubo de fundo cónico contendo 3 a 5 ml de meio nutritivo para esperma (GIVF*, vitrolife), homogeneizando-se o conjunto, e procedeu-se a uma segunda lavagem por centrifugação durante 10 minutos a 600g. O sobrenadante foi novamente removido, deixando apenas o pellet de esperma selecionado em cerca de 300 pl ou 200 pl de meio (figura 1).

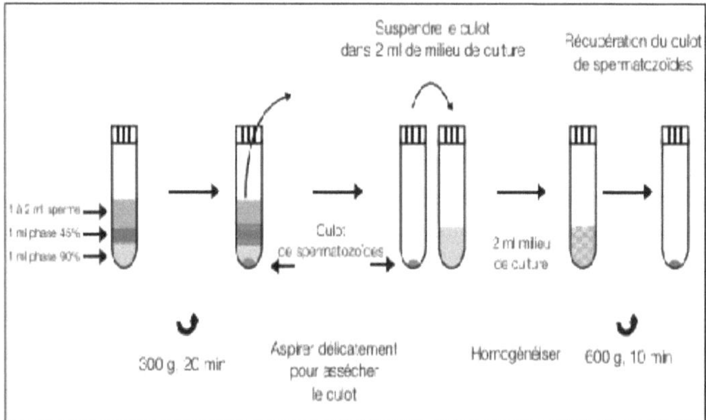

Figura 1: Técnica de migração por centrifugação num gradiente de densidade de dupla camada 90%-45%

A inseminação propriamente dita foi efectuada 34 a 36 horas após o início da ovulação. O esperma foi injetado muito lentamente, sem tocar no fundo do útero, para evitar o refluxo e as contracções uterinas. A paciente permaneceu imóvel durante 10 minutos.

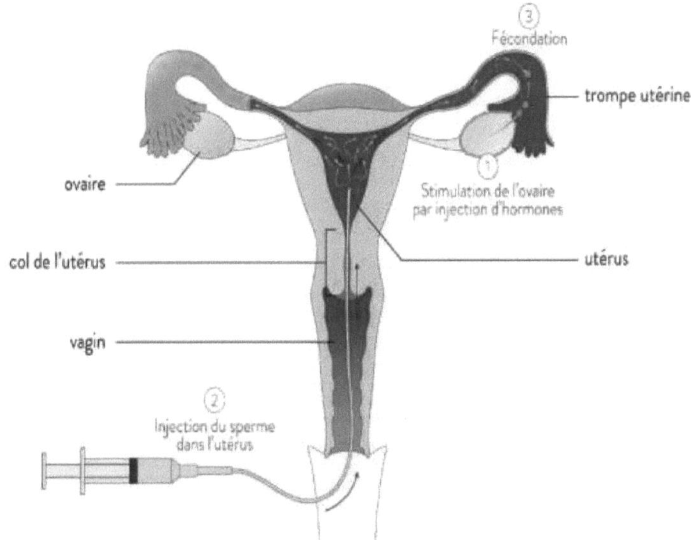

Figura 2: Inseminação de esperma preparado na cavidade uterina

3.2.5. Apoio à fase lútea :

O tratamento de suporte da fase lútea com progestinas (Utrogestan® ou Estima®) foi sistematicamente administrado por via vaginal em todos os casos, numa dose de 600 mg por dia.

Este tratamento foi iniciado no dia da inseminação e continuou durante 15 dias. Era prolongado se fosse detectada uma gravidez.

3.2.6. Diagnóstico da gravidez :

Foi efectuado um ensaio quantitativo de eHCG na ausência de menstruação 14 dias após a inseminação. Um nível de eHCG >10 UI/l foi considerado positivo. Uma gravidez clínica foi definida por um nível de eHCG > 1000 UI/l e/ou evidência de um saco gestacional na ecografia, enquanto uma gravidez bioquímica foi definida por uma elevação transitória do nível de eHCG sem resultar numa gravidez clínica.

3 RESULTADOS

1. Caraterísticas da população estudada :

1.1. Parâmetros femininos :

1.1.1. A idade de uma mulher:

A idade média das mulheres nos ciclos de IAC foi de 32,89 ± 4,29 anos, com extremos variando de 20 a 40 anos. 40,5% das IACs (133 tentativas) foram realizadas em mulheres com idade entre 30 e 35 anos (Figura 3).

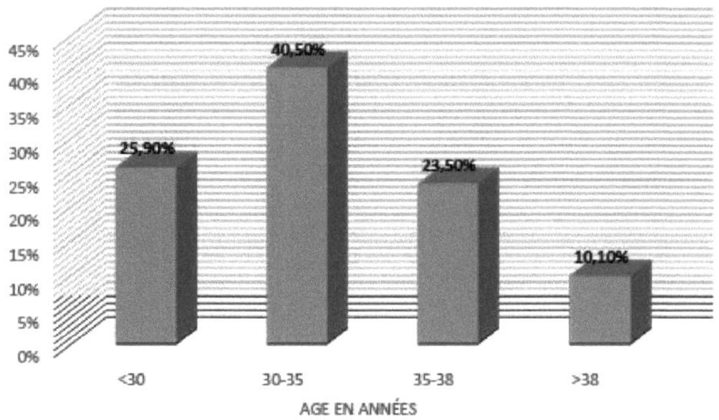

Figura 3: Repartição da população por grupo etário em anos

1.1.2. Antecedentes :

Os antecedentes pessoais de condições médicas estavam presentes em 22,9% das mulheres. A tabela seguinte mostra a distribuição dos pacientes de acordo com os seus antecedentes (Tabela I).

Tabela I: Distribuição dos pacientes de acordo com os seus antecedentes

ATCD	Número de pacientes	Percentagem (%)
Diabetes	4	1,2
Malformação uterina	2	0,6
Hipotiroidismo	3	0,91
Fibroma uterino	7	2,1
Hiperestimulação ovárica	1	0,3
Gravidez extra-uterina	26	7,9
Adenomiose	2	0,6
Total	45	22,9

1.1.3. Ensaio de FSH basal :

O valor médio de FSH basal foi de 7,21±2,99 UI/l com extremos que variaram entre 1,37 e 21 UI/l. 66 doentes apresentavam uma FSH >9 UI/l, ou seja, 20,1% (Figura 4).

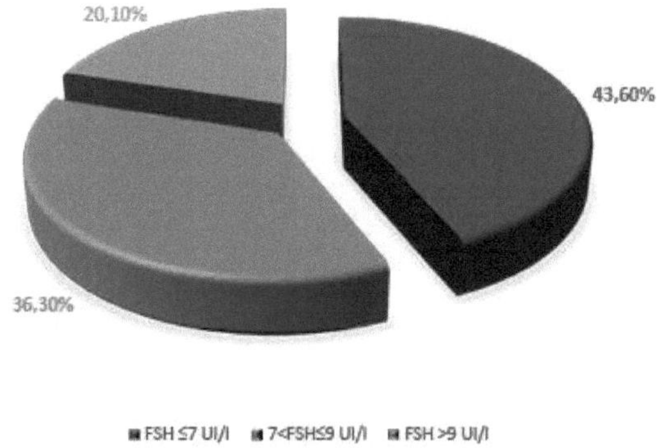

Figura 4: Distribuição da população de acordo com o nível basal de FSH

1.1.4. Ensaio de LH basal :

O nível médio de LH foi de 5,20 ± 3,45 UI/l, com extremos que variaram entre 0,92 e 25,55 UI/l. Como a medição deste parâmetro não é sistemática, o valor de LH estava em falta em 28% dos casos (94 ciclos de IUI).

1.1.5. O estradiol plasmático é medido em D3 :

O nível médio de estradiol foi de 50,39 ±21,56 com extremos de 2,5 e 120 pg/ml. Apenas 7,4% das doentes apresentavam um nível elevado de estradiol plasmático >80 pg/ml (Figura 5).

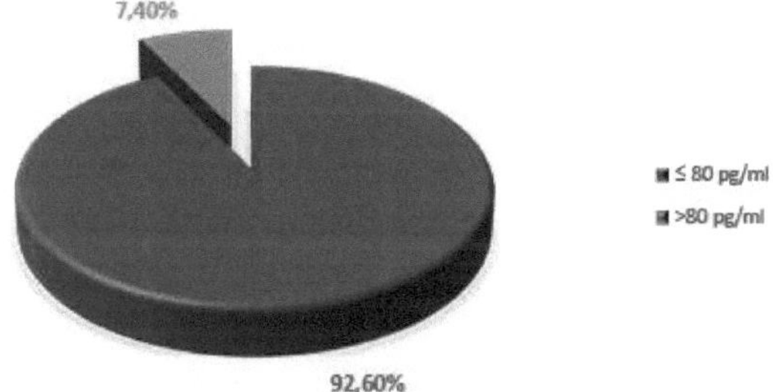

Figura 5: Distribuição da população de acordo com o nível basal de estradiol

1.1.6. Ensaio de AMH :

O ensaio inicial de AMH como parte dos testes de fertilidade não foi solicitado sistematicamente, mas apenas em 208 ciclos (63% dos ciclos). O valor médio de AMH foi de 3,11 ± 2,77 ng/ml com extremos que variaram de 0,33 a 16 ng/ml. Os níveis de AMH estavam entre 1 e 4,5 ng/ml em 40% das pacientes (n=133) (Figura 6).

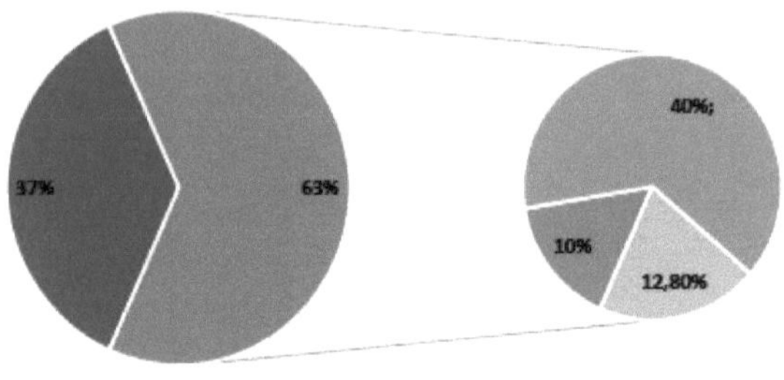

▪ Manquant ▪ AMH ≤1ng/ml ▪ 1<AMH≤4,5 ng/ml ▪ AMH>4,5 ng/ml

▪ Ausente ▪ AMH <1ng/ml ▪ 1<AMH<4,5 ng/ml ▪ AMH>4,5 ng/ml

Figura 6: Distribuição da população de acordo com o nível de AMH

1.1.7. Hiperprolactinemia :

9,8% das nossas pacientes (32 ciclos de IUI) estavam a ser tratadas por hiperprolactinemia.

1.1.8. Regularidade dos ciclos menstruais:

O ciclo menstrual era regular em mais de 50% dos casos (Figura 7).

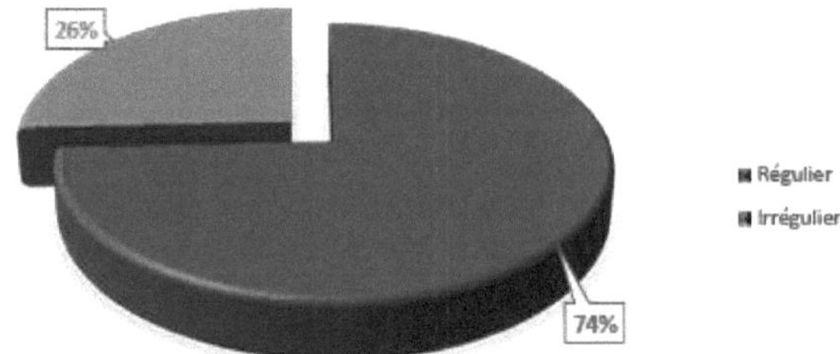

Figura 7: Distribuição da população de acordo com a regularidade dos ciclos menstruais

1.1.9. Histerossalpingografia (HSG) :

A histerossalpingografia foi efectuada sistematicamente em todas as doentes. Foi patológica em 14,02% dos casos (n=46). 9,7% das pacientes apresentavam obstrução tubária unilateral (Tabela II).

Tabela II: Distribuição dos doentes de acordo com os resultados da HSG

HSG	Número de IUIs	Percentagem (%)
Normal	282	85,9
Obstrução tubária unilateral	32	9,75
Hidrossalpinge unilateral	2	0,6
Má mistura peritoneal	2	0,6
Sinequia ístmica	10	3,04
Total 328100		

1.1.10. Histeroscopia :

A histeroscopia foi efectuada em 40 das nossas doentes (12,2%). Este exame foi realizado com base em achados clínicos, ecográficos ou histerossalpingográficos. Os resultados foram distribuídos como mostra a Tabela III:

Tabela III: Distribuição das pacientes de acordo com os resultados da histeroscopia

Resultados da histeroscopia	Número (IIU)	Percentagem (%)

Normal	11	3,3
Cura da sinéquia	17	5,18
Polipectomia	10	3,04
Fibroma submucoso	2	0,6
Total	40	12,2

1.1.11. Laparoscopia :

A laparoscopia foi efectuada para fins diagnósticos e terapêuticos. Assim, foi utilizada para visualizar lesões tubo-peritoneais, procurar anomalias associadas, verificar a permeabilidade tubária e efetuar os procedimentos terapêuticos necessários. Dos nossos doentes, 14,93% (n=49) foram investigados por crelioscopia. No nosso centro, a crelioscopia foi efectuada em resposta a sinais clínicos ou histerográficos. Os resultados foram os seguintes (Tabela IV).

Quadro IV: Repartição da população de acordo com os resultados da laparoscopia

Resultado da laparoscopia	Número de IUIs	Percentagem (%)
Normal	24	7,31
Aderências	08	2,43
Endometriose	02	0,6
Distrofia ovárica	04	1,21
Perfuração dos ovários	02	0,6
Plastia tubária	09	2,74

Total 4914 ,93

1.2. Parâmetros masculinos :

1.2.1. Fumar :

67,4% (221) dos doentes eram fumadores.

1.2.2. História clínica de varicocele :

33 doentes (10%) apresentavam varicocele clínica.

1.2.3. Cultura de esperma :

As culturas de esperma efectuadas nos nossos doentes foram positivas em 5% dos casos, tendo sido isolados os seguintes germes: Mycoplasma, Chlamydia, E. Coli.

1.2.4. Parâmetros iniciais do esperma :

1.2.4.1. PH

O PH médio dos espermatozóides foi de 7,67 ±0,23 (7,2-8,3).

1.2.4.2. Volume da ejaculação:

O volume médio de sémen ejaculado foi de 2,91±1,57 ml, com extremos que variaram entre 0,2 e 9 ml.

1.2.4.3. Mobilidade inicial dos espermatozóides

a. Mobilidade total

A média da mobilidade total dos espermatozóides dos homens incluídos na nossa série foi de 33,80% ±13. Mais de 50% dos pacientes tinham astenospermia com mobilidade total <40%, e apenas 3% tinham mobilidade total >60% (Figura 8).

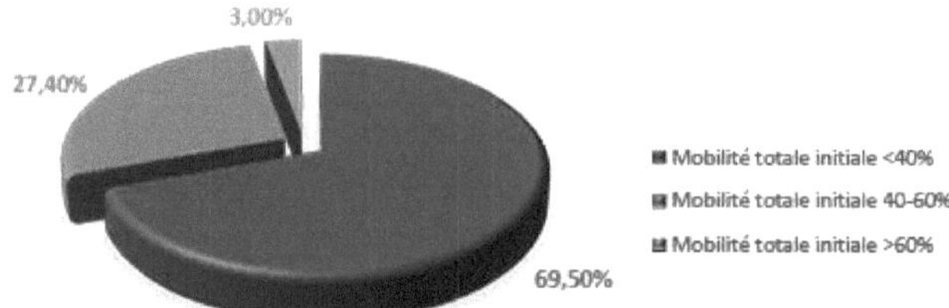

Figura 8: Repartição da mobilidade total inicial por categorias

b. Mobilidade progressiva

A mobilidade progressiva média foi de 28,39%±13,6 antes da preparação (Tabela V).

Quadro V: Mobilidade inicial dos espermatozóides

Mobilidade inicial (%)	Média	Valores extremos
Mobilidade total (a+b+c)	33,8±13	8-75
Mobilidade progressiva (a+b)	28,39±13,6	5-65

69,5% dos doentes apresentavam astenospermia com mobilidade progressiva <30%. Esta astenospermia era grave (<15%) em 10,1% dos doentes (Figura 9).

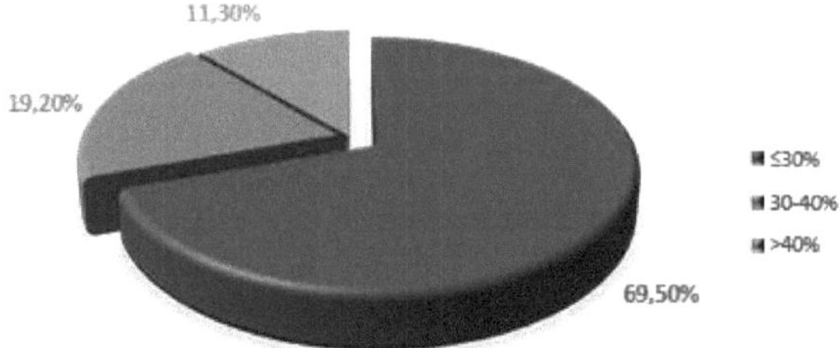

Figura 9: Repartição da mobilidade progressiva inicial em categorias

1.2.4.4. Concentração inicial de espermatozóides :

^{6}A concentração média inicial de espermatozóides foi de 53,26±52,92x10 /ml antes da preparação (Tabela VI).

Quadro VI: Concentração inicial de espermatozóides

Concentração ^{6}Inicial (x10 /ml)	**Valores médios**	**Extremos**
Antes da preparação	53,26±52,92	1,3-540

1.2.4.5. Contagem inicial de espermatozóides móveis progressivos totais: TMSC inicial :

O TMSC foi calculado através da seguinte fórmula:

[Concentração inicial (milhões/ml) x mobilidade progressiva inicial x volume do ejaculado (ml)] /100

O valor médio da TMSC foi de 35±44 milhões. Dividimos a TMSC em quatro categorias, como mostra a Figura 10:

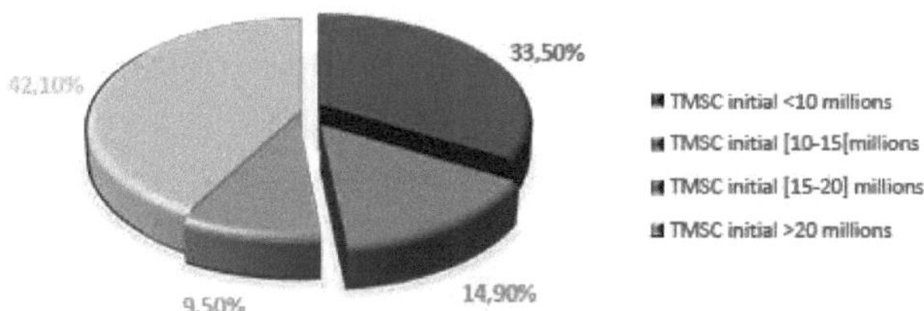

Figura 10: Distribuição das IUIs de acordo com a taxa inicial de TMSC

1.2.4.6. Morfologia do esperma

A percentagem média de formas típicas (FT) foi de 14,25±10,46% (2 - 75%).
A morfologia do esperma era normal (percentagem de FT >15% de acordo com a classificação modificada de David) em apenas 29,60% dos ciclos (Figura 11).

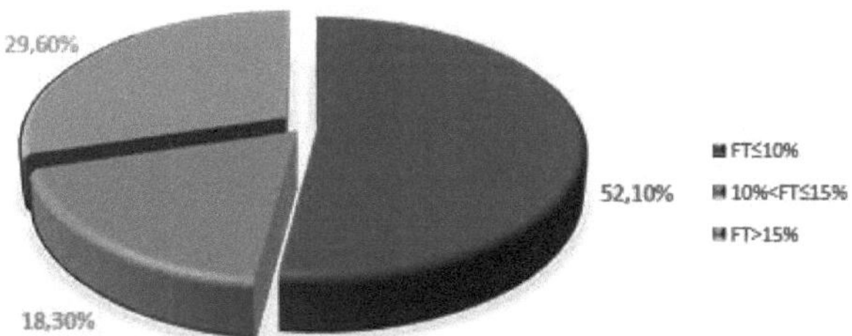

Figura 11: Distribuição dos ciclos CAI de acordo com a morfologia normal dos espermatozóides

1.2.5. Parâmetros do esperma após a preparação :

1.2.5.1. Mobilidade dos espermatozóides :

a. Mobilidade total

A mobilidade total média dos espermatozóides foi de 75,10%±56 após a preparação (Tabela VII).

b. Mobilidade progressiva :

A mobilidade progressiva média dos espermatozóides foi de 69,91%±15,86 após a preparação (Tabela VII).

Quadro VII: Mobilidade total e progressiva

Mobilidade dos espermatozóides (%)	Média	Valores extremos
Mobilidade total (a+b+c)	75,10±56	10-95
Mobilidade progressiva (a+b)	69,91±15,86	5-97

1.2.5.2. Concentração de espermatozóides :

[6]A concentração média de espermatozóides após a preparação foi de 75±56,63x10 /ml com extremos que variaram de 5,5 a 280 milhões /ml.

1.2.5.3. O número de espermatozóides móveis progressivos finais inseminados: NSMPI :

O valor médio do NSMPI obtido após a preparação e seleção de esperma no dia da CAI foi de 16,98±14,3 milhões (1,05-67,2). Dividimos os CAIs em 4 grupos de acordo com o seguinte NSMPI: menor ou igual a 5 milhões, entre 5 e 10 milhões, entre 10 e 15 milhões, entre 15 e 20 milhões e, finalmente, maior do que 20 milhões, conforme mostrado na figura 12.

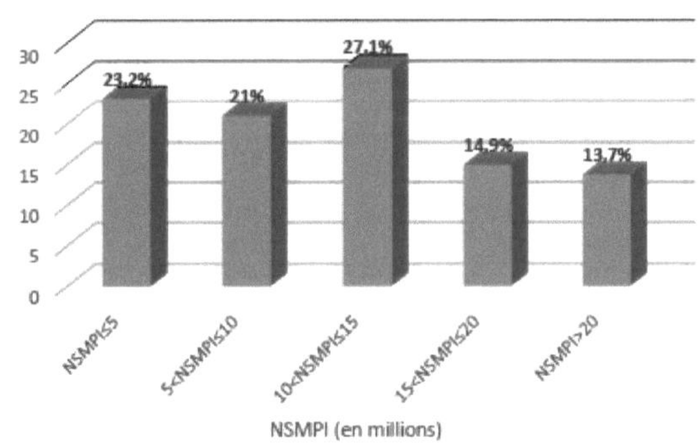

Figura 12: Distribuição de NSMPI na nossa população

1.3. Parâmetros relativos aos casais :

1.3.1. Tipo de infertilidade :

A infertilidade foi primária em 62,5% dos casos (Figura 13).

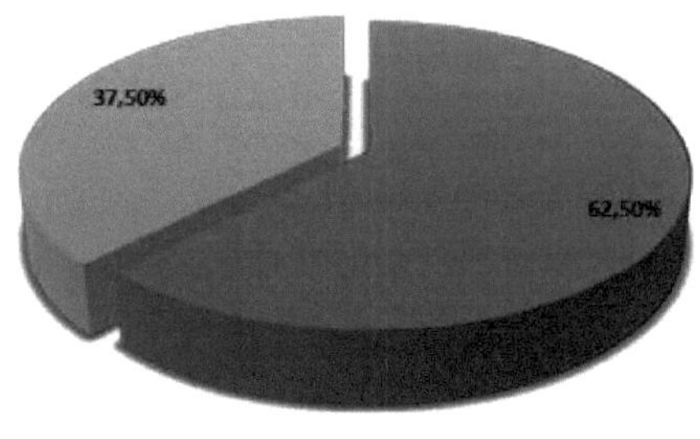

Figura 13: Distribuição dos ciclos IAC de acordo com o tipo de infertilidade

1.3.2. Duração da infertilidade :

A duração média da infertilidade nos casais incluídos neste estudo foi de 3,3 ± 1,98 anos, com extremos que variaram de 1 a 11 anos. Mais de metade dos casais eram inférteis há mais de 3 anos. Os ciclos foram divididos em 3 categorias de acordo com a duração da infertilidade (Figura 14).

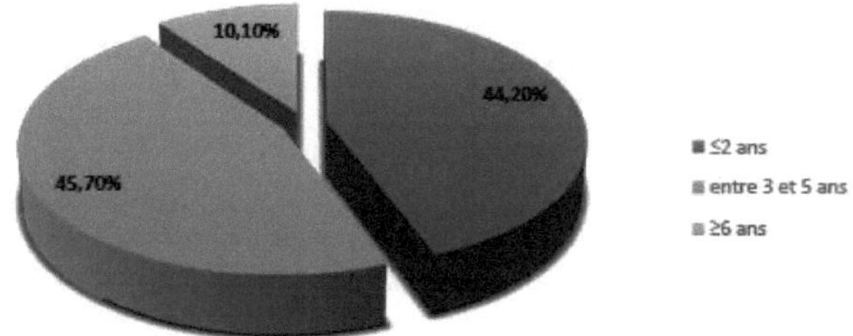

Figura 14: Distribuição dos ciclos IAC por duração da infertilidade

1.3.3. Indicações para a ETI :

Quase metade das EAI (44,2%) foram efectuadas por infertilidade inexplicada. Neste último grupo, a conotação de inexplicada é relativa porque, por um lado, o teste de Huhner (ou teste pós-coital) não foi efectuado e, por outro lado, nem todas as doentes beneficiaram de uma "crelioscopia de encerramento". Além disso, a infertilidade de origem mista, definida como a associação de pelo menos dois factores de infertilidade, esteve presente em 9,5% dos casos (Figura 15).

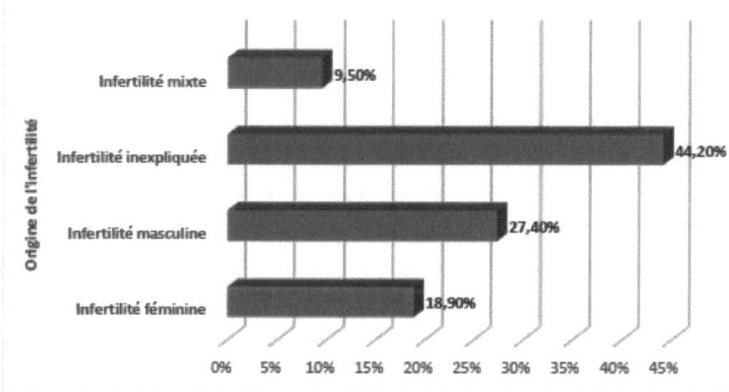

Figura 15: Distribuição dos ciclos IAC de acordo com a origem da infertilidade

As indicações femininas isoladas estiveram presentes em 18,9% dos casos. A síndrome dos ovários poliquísticos (SOP) foi responsável por mais de metade das indicações femininas. A endometriose moderada e o vaginismo foram as indicações menos frequentes (Figura 16).

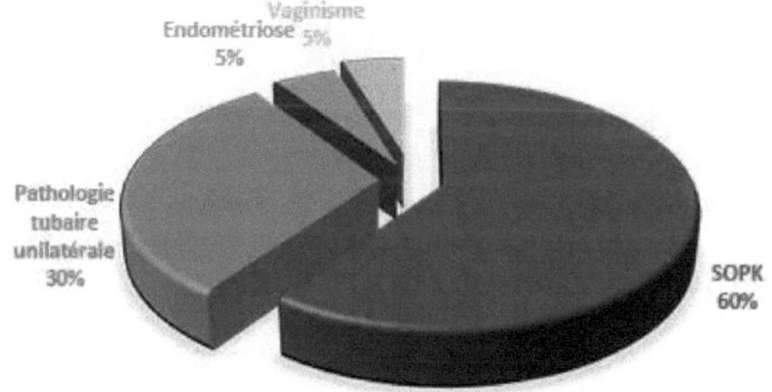

Figura 16: Repartição dos ciclos CAI por indicação feminina

1.4. Como funcionam os ciclos CAI :

1.4.1. Número/classificação das tentativas :

O nosso estudo envolveu 196 casais com um total de 328 ciclos de IAC.

A maioria dos nossos casais (114), ou seja, 58,20%, só tinha sofrido uma tentativa de IUU. Apenas um casal registou cinco tentativas e dois casais registaram seis tentativas. O número médio de tentativas por casal foi de 1,73 (Figura 17).

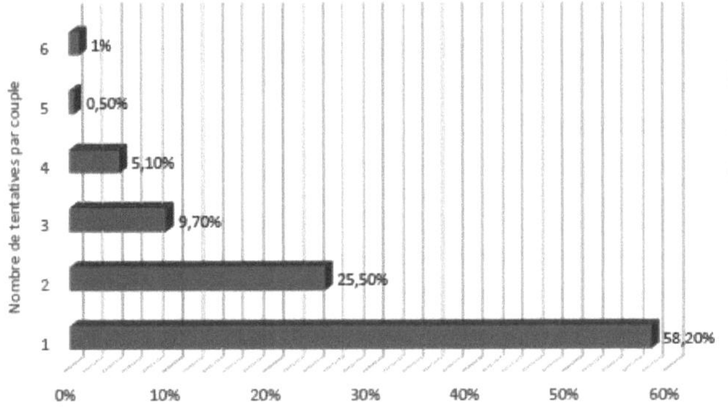

Figura 17: Repartição do número de tentativas de ETI por casal

1.4.2. Período de abstinência sexual :

A duração média da abstinência sexual antes da colheita de sémen no dia da tentativa de IAC foi de 3,71 ±1,99 dias, com extremos que variaram entre 0 e 17 dias (Figura 18).

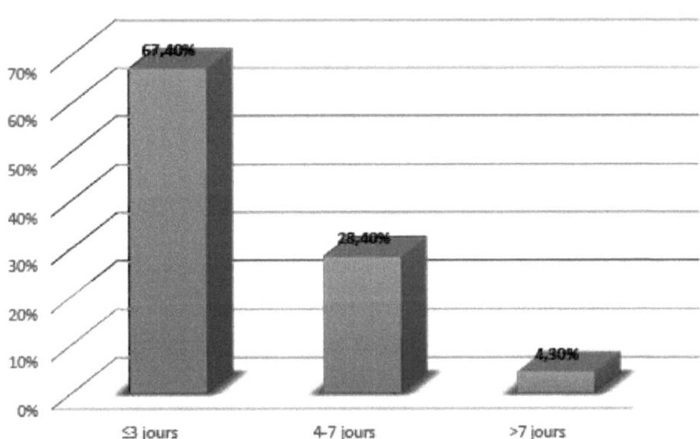

Figura 18: Distribuição dos ciclos de IAC de acordo com a duração da abstinência sexual

1.4.3. Moléculas utilizadas :

As moléculas mais utilizadas no nosso estudo foram a associação entre CC e HMG (43% dos ciclos de IAC) seguida da associação entre CC e FSH (33,2%) (Figura 19). A IUI foi espontânea em apenas uma mulher com antecedentes de tentativa de IUI não efectuada no nosso serviço, complicada por síndrome de hiperestimulação ovárica com necessidade de internamento hospitalar.

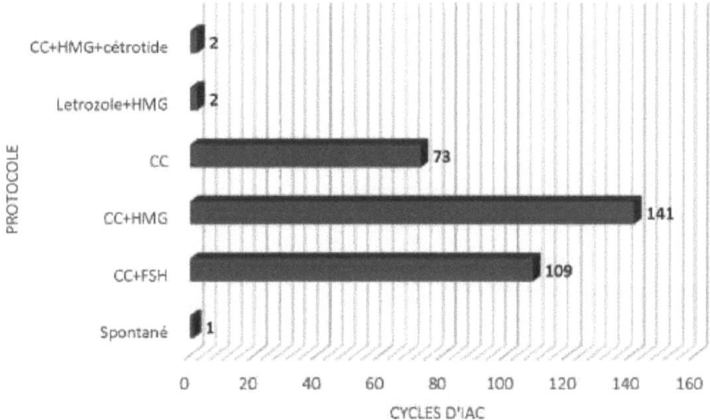

Figura 19: Repartição dos ciclos de acordo com os protocolos utilizados

Mais de 70% das mulheres com SOP beneficiaram de estimulação ovárica utilizando uma combinação de CC e HMG ou FSH (Quadro VIII).

Quadro VIII: Compostos utilizados para a estimulação ovárica de acordo com a causa da infertilidade

Origem da infertilidade	**Protocolo**					
	Espontâneo	CC+Gonadotrofinas (FSH ou HMG)	CC	Letrozol+HMG	CC+HMG+ Cetrotido	Total
Infertilidade masculina	0	65 (72,2%)	24 (26,7%)	0	1 (1,1%)	90 (100%)
Infertilidade inexplicada	1	113 (77,9%)	31 (21,4%)	0	0	145 (100%)
Infertilidade mista	0	22 (71%)	8 (25,8%)	1 (3,2%)	0	31 (100%)
SOP	0	28 (75,7%)	8 (21,6%)	0	1 (2,7%)	37(100%)
Patologia tubária	0	17 (89,5%)	1 (5,3%)	1 (5,3%)	0	19 (100%)
Endometriose	0	3 (100%)	0	0	0	3 (100%)
Vaginismo	0	2 (66,7%)	1 (33,3%)	0	0	3 (100%)
Total	1	250	73	2	2	328

1.4.4. Dose de gonadotropina :

A dose média de gonadotrofinas utilizada foi de 359,34±174,82 para HMG e 333,1±174,05 para FSH. A dose máxima foi de 1500 UI.

1.4.5. Número de folículos maduros com mais de 18 mm no dia do início da gravidez:

O número médio de folículos maduros obtidos no dia do início na nossa população de estudo foi de 1,96, com extremos de 1 a 4 folículos. A estimulação ovárica foi monofolicular em 115 ciclos, bi-folicular em 130 ciclos e multi-folicular (>2 folículos) em 83 ciclos de IAC (Figura 20).

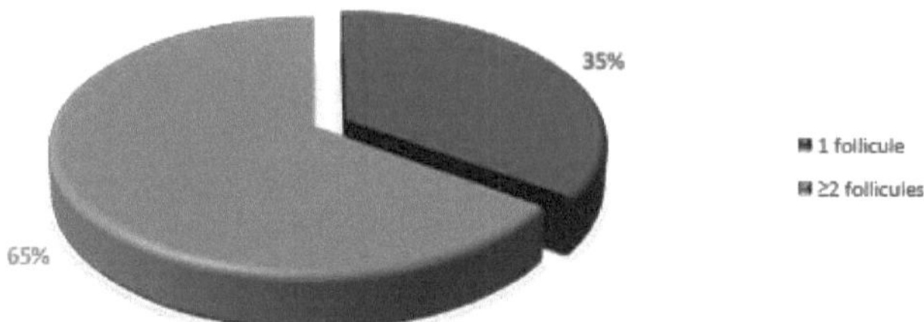

Figura 20: Distribuição dos ciclos CAI de acordo com o número de folículos >18 mm

1.4.6. Espessura do endométrio :

A espessura média do endométrio no dia da indução foi de 8,88 ±1,76 mm, com extremos de 6 a 15 mm (Figura 21).

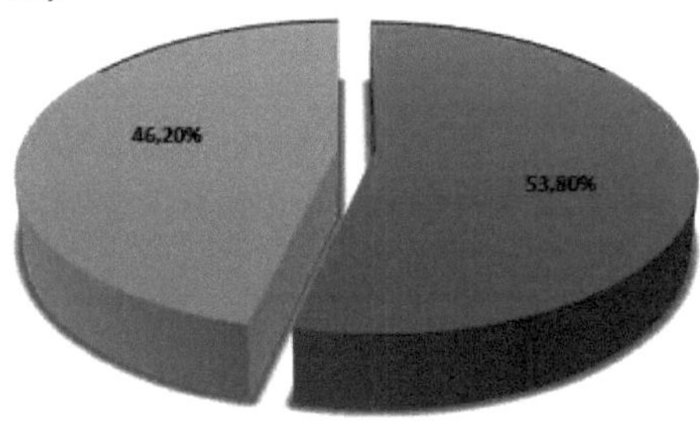

Figura 21: Distribuição dos IAC de acordo com a espessura do endométrio

1.4.7. Qualidade do ato de inseminação :

A inseminação de espermatozóides preparados no interior do útero foi difícil em apenas 11% dos doentes (n=36), ou foi utilizado um cateter rígido (Figura 22).

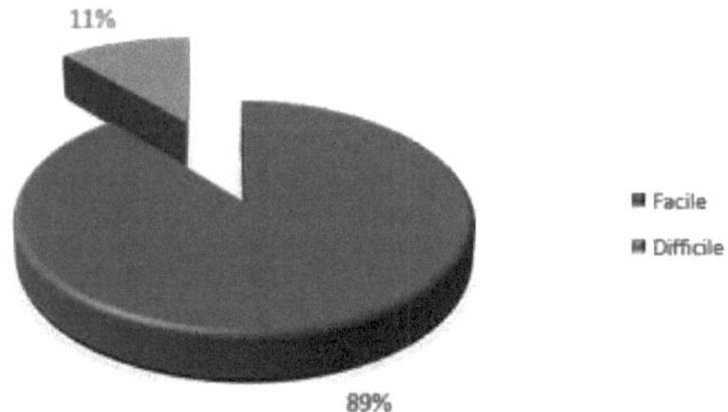

Figura 22: Distribuição dos ciclos CAI de acordo com a qualidade do procedimento de inseminação

1.4.8. Tempo entre a preparação do sémen e a inseminação :

O tempo médio entre a preparação do esperma e a inseminação foi de 30 minutos, com extremos que variaram de 10 minutos a 1 hora.

2. Resultados em termos de taxa de gravidez por ciclo CAI:

2.1. Resultados globais :

Dos 328 ciclos efectuados em 196 casais, foram obtidas 52 gravidezes, ou seja, 15,24% por ciclo e 25% por casal. Estas 52 gravidezes distribuíram-se da seguinte forma:

- 50 gravidezes clínicas (incluindo uma gravidez extra-uterina).
- 02 gestações bioquímicas.

Destas 50 gravidezes clínicas, duas eram gemelares e uma era tripla. A taxa de gravidez múltipla foi, portanto, de 0,9% (Figura 23).

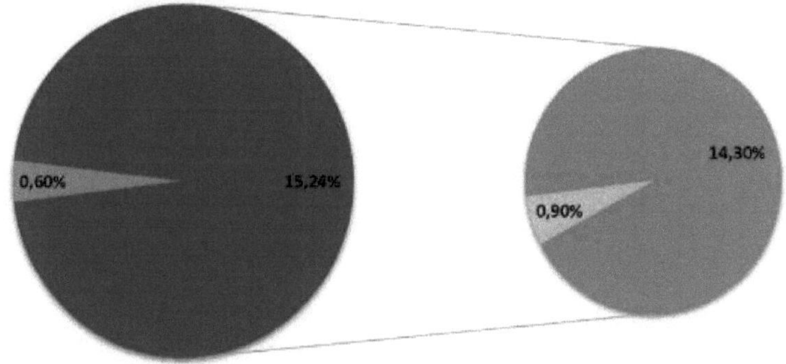

Figura 23: Repartição das gravidezes obtidas no nosso estudo

2.2. Resuitats baseados em parâmetros femininos :

2.2.1. Idade da mulher

A taxa de gravidez mais elevada registou-se entre as mulheres com idades compreendidas entre os 30 e os 35 anos, com 16,5%. A diferença entre os diferentes grupos etários não foi estatisticamente significativa.
significativo (p= 0,766) (Figura 24).

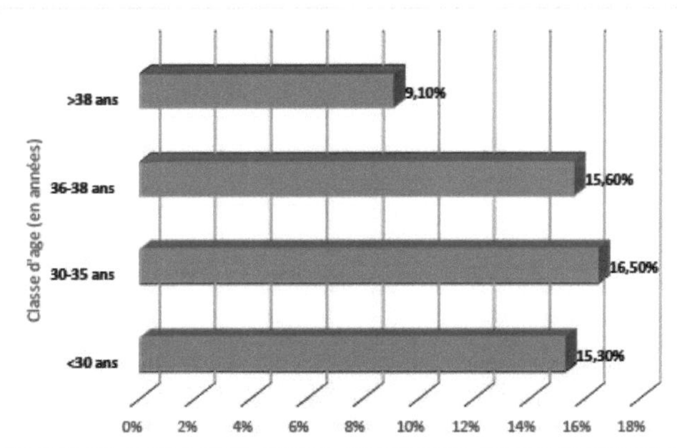

Figura 24: Taxa de gravidez em função da idade da mulher

2.2.2.

2.2.3. Determinação da FSH e LH basais :

O nível inicial de FSH teve uma influência significativa no resultado da ETI (**p=0,016**). Os resultados são apresentados na figura abaixo (Figura 25):

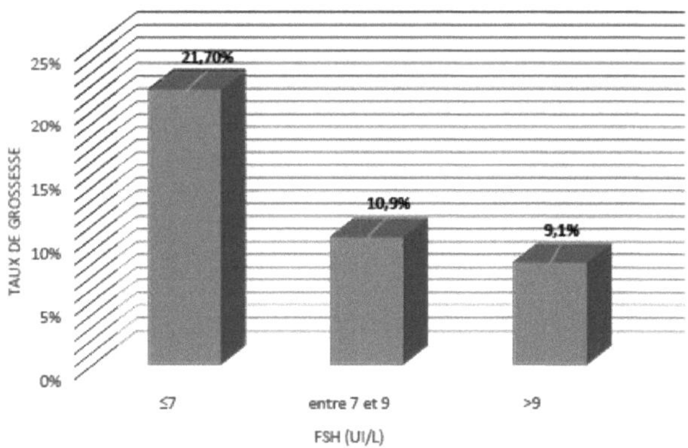

Figura 25: Taxa de gravidez em função da FSH basal

Não houve diferença nas taxas de gravidez observadas de acordo com o valor de LH basal (p=0,936) (Tabela IX).

Tabela IX: Níveis médios de LH de acordo com a gravidez

LH	Gravidez	Sem gravidez	valor de p
Valor médio	5,97±3,56	5,93±3,0	NS p=0,936

2.2.4. AMH :

Os níveis de AMH estavam em falta em 120 ciclos (ou seja, 36% dos ciclos de CAI efectuados durante o período de estudo). A taxa de gravidez mais elevada foi obtida com uma AMH entre 1 e 4,5 ng/ml, ou seja, 27,1% contra 12,1% e 16,7% com uma AMH <1ng/ml e >4,5 ng/ml, respetivamente, mas esta diferença não foi significativa (p=0,109) (Figura 26).

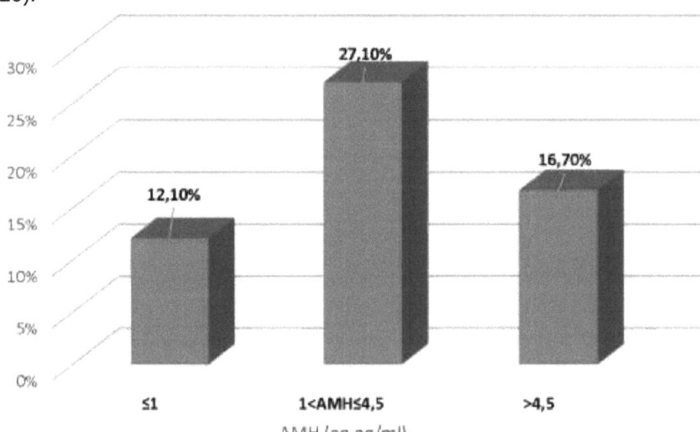

Figura 26: Taxa de gravidez em função da AMH

De facto, a AMH teve um impacto estatisticamente significativo na taxa de gravidez em mulheres com SOP. Esta última caiu de 72,7% quando o nível de AMH estava entre 1 e 4,5 ng/ml para 26,3% quando o nível de AMH excedeu 4,5 ng/ml (**p=0,032**) (Figura 27).

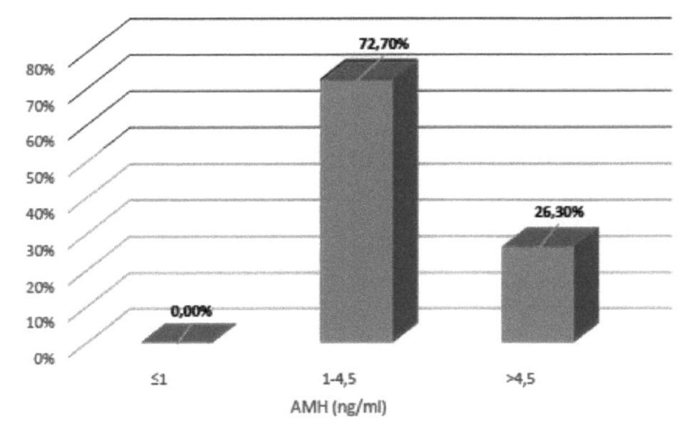

Figura 27: Taxa de gravidez em mulheres com SOP de acordo com a AMH

2.2.5. Níveis de estradiol :

O nível inicial de estradiol não teve uma influência significativa no resultado da CIA (p=0,511). Nas 50 gestações obtidas, o estradiol era <80 pg/ml em 93,9% dos casos.

2.2.6. Regularidade do ciclo menstrual :

A regularidade do ciclo menstrual não parece influenciar o resultado dos ciclos de IAC: a taxa de gravidez foi de 13,9% quando o ciclo era regular, em comparação com 17,9% quando era irregular (p=0,384).

2.3. Resultados baseados em parâmetros de casal :

2.3.1. Duração da infertilidade :

No nosso estudo, a duração da infertilidade teve um impacto significativo na taxa de gravidez (p=0,04). Para melhor estudar o efeito deste parâmetro nas hipóteses de gravidez, dividimos a amostra do estudo em 3 grupos de acordo com a duração da infertilidade: menor ou igual a 2 anos, 3 a 5 anos e mais de 5 anos de infertilidade do casal. Houve uma diminuição significativa da taxa de gravidez por ciclo à medida que o tempo de infertilidade aumentou, passando de 19,3% quando o tempo de infertilidade era < 2 anos para 14,7% quando estava entre 3 e 5 anos, e nenhuma gravidez quando era superior a 6 anos (**p=0,02**) (Figura 28).

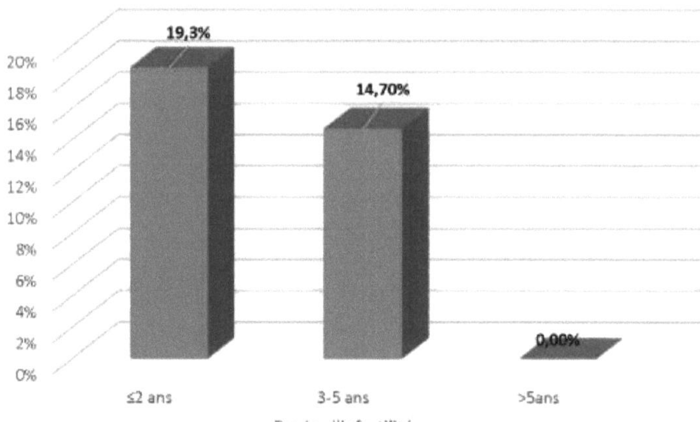

Figura 28: Taxa de gravidez por ciclo em função da duração da infertilidade

2.3.2. Tipo de infertilidade :

A diferença em termos de gravidez entre infertilidade primária e secundária não foi significativa (p= 0,475). A figura 29 resume os resultados obtidos.

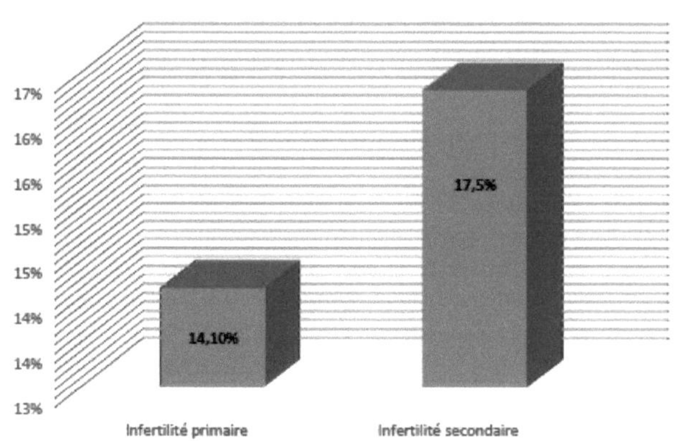

Figura 29: Taxas de gravidez por tipo de infertilidade

2.3.3. Origem da infertilidade :

2.3.4.

Os melhores resultados em termos de gravidezes clínicas por ciclo foram obtidos nos casos de infertilidade disovulatória; SOP (35,1%) seguido de infertilidade inexplicada (14,5%). Não foram obtidas gravidezes em casos de endometriose ou vaginismo. A diferença entre os diferentes grupos foi estatisticamente significativa (**p=0,024**) (Tabela X).

Quadro X: Repartição das taxas de gravidez clínica por causa de infertilidade

Origem da infertilidade	Número de ETI	Gravidez	valor de p
Infertilidade inexplicável	145	21 (14,5%)	
Infertilidade masculina	90	11 (12,2%)	
SOP	37	13 (35,1%)	

Patologia tubária unilateral	19	2 (10,5%)	**0,024**
Endometriose	3	0	
Vaginismo	3	0	
Infertilidade mista	31	3 (9,7%)	

2.4. Resultados baseados em parâmetros masculinos:

2.4.1. História clínica de varicocele :

A varicocele clínica não teve um impacto significativo nos resultados da IIU (p=0,320) (Tabela XI).

Quadro XI: Taxas de gravidez de acordo com a doença varicocele

Varicocele	Gravidez	Sem gravidez	Total	P
Sim	3 (9,1%)	30(90,9%)	33(100%)	0,320
Não	47(15,9%)	248(84%)	295(100%)	

2.4.2. Tabaco :

Não houve diferença significativa entre homens fumadores e não fumadores em termos de taxas de gravidez clínica (14,5% e 16,8% respetivamente, p=0,637) (Figura 30).

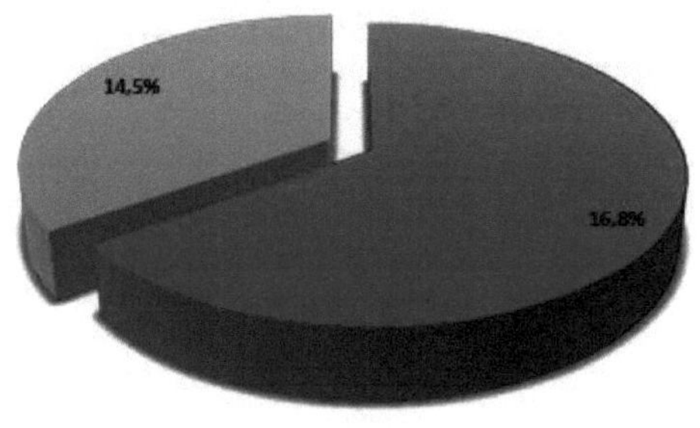

■ Tabagique ■ Non tabagique

Fumador ■ Não fumador

Figura 30: Taxas de gravidez de acordo com os hábitos tabágicos dos homens

2.4.3. Cultura de esperma :

Dos 16 casais com espermocultura positiva tratados, quatro (25%) conseguiram engravidar. O resultado da cultura de esperma não teve um impacto significativo nos resultados da IIU (p=0,27) (Tabela XII).

Quadro XII: Taxa de gravidez por ciclo de acordo com o resultado da cultura de esperma

Cultura de esperma	Gravidez	Sem gravidez	Total	valor de p
Positivo	4 (25%)	12 (75%)	16 (100%)	0,27
Negativo	46 (14,7%)	276 (85,4%)	312 (100%)	

2.4.4. Parâmetros espermáticos iniciais e pós-preparação

2.4.4.1. Período de abstinência sexual :

A taxa de gravidez mais elevada foi obtida após 4 a 7 dias de abstinência sexual. Este parâmetro não teve influência significativa na taxa de gravidez (p=0,478) (Figura 31).

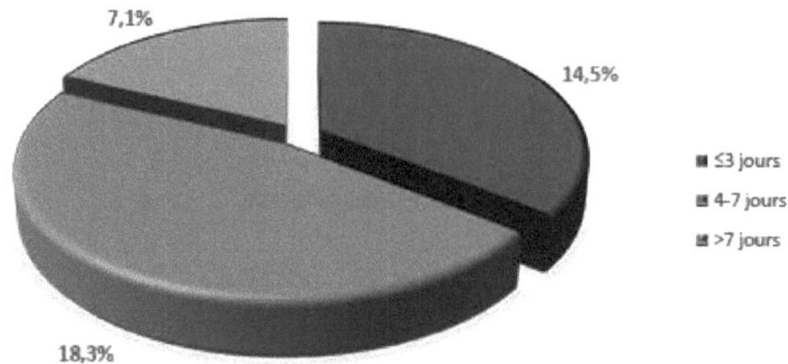

Figura 31: Taxa de gravidez de acordo com a duração da abstinência sexual

2.4.4.2. PH :

O PH médio foi de 7,65±0,24 no caso de gravidez versus 7,68±0,23 na ausência de gravidez (p=0,579).

2.4.4.3. Volume da ejaculação :

O volume ejaculado não teve influência nos resultados da IUI. O valor médio foi de 2,6 ± 1,2 ml no grupo com gravidez versus 2,7 ± 1,6 no grupo sem gravidez (p=0,134).

2.4.4.4. Mobilidade dos espermatozóides :

O teste de comparação de médias não mostrou diferença entre a mobilidade total dos espermatozóides após a preparação em mulheres que tiveram uma gravidez e aquelas que não tiveram (p=0,939). Por outro lado, a mobilidade total inicial dos espermatozóides teve um impacto significativo e positivo nas taxas de gravidez **(p=0,001).** Da mesma forma, a mobilidade progressiva antes da preparação teve um impacto nos resultados da IUI **(p=0,004)** e não houve diferença significativa entre os valores médios da mobilidade progressiva após a preparação nos 2 grupos de gravidez e não gravidez (Tabela XIII).

Quadro XIII: Taxa de gravidez e mobilidade dos espermatozóides

		Média +/- desvio padrão		valor de p
Mobilidade		**Sem gravidez**	**Gravidez**	
Mobilidade total	**Inicial**	32,89±12,9	38,85±17	**0,001**
	Após a preparação	75±15	75±18	0,939
Mobilidade progressiva	**Inicial**	27,40±12,5	33,86±17,62	**0,004**
	Após a preparação	72,27±10,1	73,68±10,4	0,996

Dividimos a mobilidade total inicial em 3 grupos: <40%, entre 40 e 60% e >60%. Verificou-se uma diferença estatisticamente significativa entre estes grupos, com a taxa de gravidez clínica a aumentar de 11,8% quando a mobilidade inicial era <40% para 20% e 50% quando a mobilidade total inicial era entre 40 e 60%, e >60% respetivamente (**p=0,002**). O estudo dos subgrupos de mobilidade progressiva mostrou que existia uma diferença estatisticamente significativa entre eles, com a taxa de gravidez a aumentar de 11,5% para 35,1% quando a mobilidade progressiva inicial era <30% e >40%, respetivamente (**p=0,001**), como se pode ver na tabela XIV:

Tabela XIV: Taxas de gravidez de acordo com a mobilidade inicial progressiva e total

Mobilidade inicial	Categorias	Número de IUIs	Gravidez	valor de p

Total a+b+C	<40%	228	27 (11,8%)	0,002
	40-60%	90	18 (20%)	
	>60%	10	5 (50%)	
Progressivo - a+b	<30%	226	26 (11,5%)	0,001
	30-40%	65	11 (17%)	
	>40%	37	13 (35,1%	

2.4.4.5. Taxa de gravidez em função da concentração de espermatozóides :

Em nosso estudo, não houve diferença na taxa de prenhez entre a concentração espermática inicial e a concentração espermática após o preparo no dia da inseminação, como mostra a Tabela XV.

Quadro XV: Taxa de gravidez e concentração de espermatozóides

[6]Concentração média (x10 /ml)	Sem gravidez	Gravidez	valor de p
Antes da preparação	45,7±59,11	51,64±54,83	0,518
Após a preparação	73±56	86,2±56,8	0,134

2.4.4.6. TMSC inicial :

A taxa de gravidez mais elevada foi obtida com mais de 20 milhões de TMSC, ou seja, 27 gravidezes, enquanto apenas 5 gravidezes foram obtidas quando a TMSC estava entre 10 e 15 milhões. No entanto, esta diferença não foi significativa (p=0,304), como mostra a Figura 32 abaixo:

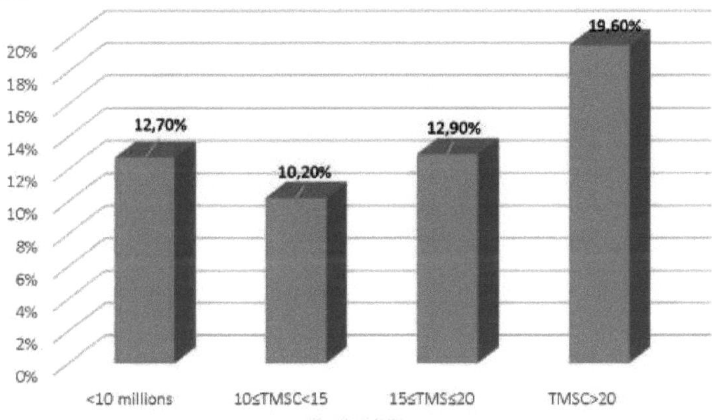

Figura 32: Taxa de gravidez e RCM inicial

2.4.4.7. Morfologia do esperma :

Observámos um aumento significativo da taxa de gravidez quando a percentagem de formas espermáticas típicas excedeu 15%, utilizando a classificação de David modificada, e a taxa de gravidez aumentou de 8,2% para 20% e depois para 24,7% quando a percentagem média de FTs foi <10%, entre 10 e 15% e >15%, respetivamente (**p=0,001)** (Figura 33**).**

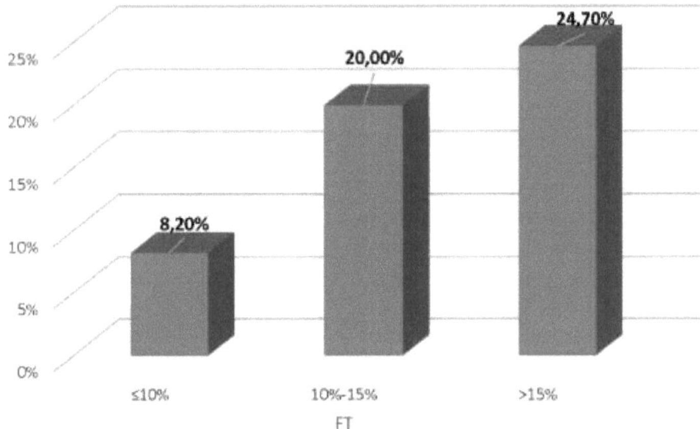

Figura 33: Taxa de gravidez e morfologia dos espermatozóides

2.4.4.8. NSMPI :

Um NSMPI de >5 milhões foi associado a um aumento significativo da taxa de gravidez, ou seja, 17,9% em comparação com 5,3% se o NSMPI fosse <5 milhões (**p=0,007**) (Figura 34).

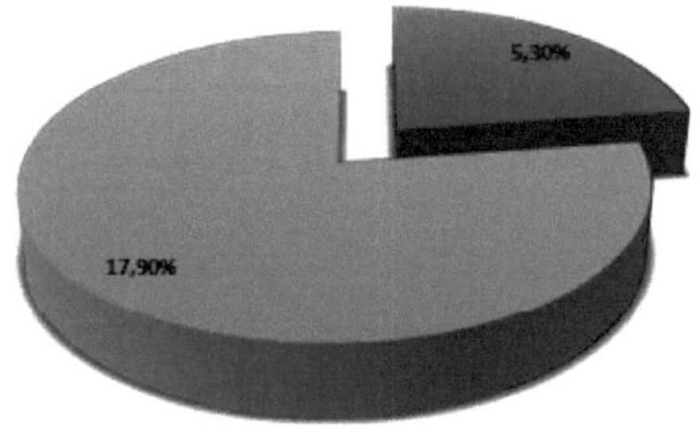

■ ≤5 millions ■ >5 millions

Figura 34: Taxa de gravidez por ciclo em função do NSMPI Para refinar os nossos resultados, dividimos o NSMPI em cinco intervalos. A taxa de gravidez por ciclo foi de 26,5% quando o NSMPI estava entre 15,1 e 20 milhões e apenas 5,3% quando o NSMPI era <5 milhões. A diferença entre os grupos NSMPI também foi estatisticamente significativa (**p=0,001).** Pelo contrário, não houve diferença entre os grupos NSMPI entre 15,1 e 20 milhões e NSMPI >20 milhões, ou seja, uma taxa de gravidez de 26,5% versus 26,7%, respetivamente (p=0,912) (Figura 35).

30%

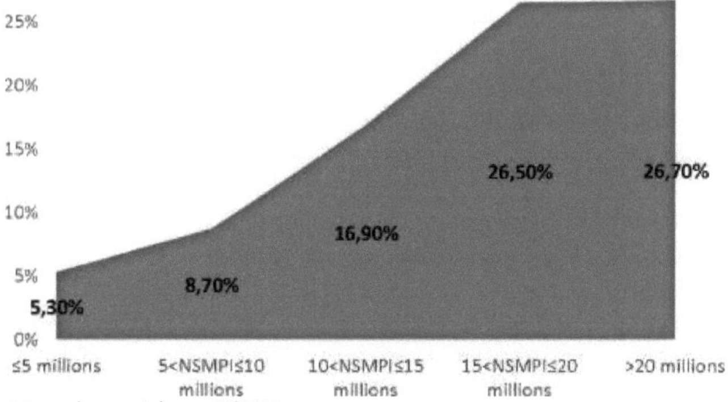

Figura 35: Taxa de gravidez e NSMPI

2.5. Resultados em função da classificação das tentativas :

No final da segunda tentativa, foram obtidas 20 gravidezes clínicas, ou seja, 40,8% das gravidezes clínicas. Não foi obtida nenhuma gravidez após a 5ª tentativa. Na nossa série, o número de tentativas correlacionou-se significativa e negativamente com a taxa de gravidez após a inseminação para além da segunda tentativa **(p =0,000)**, como mostra a Figura 36.

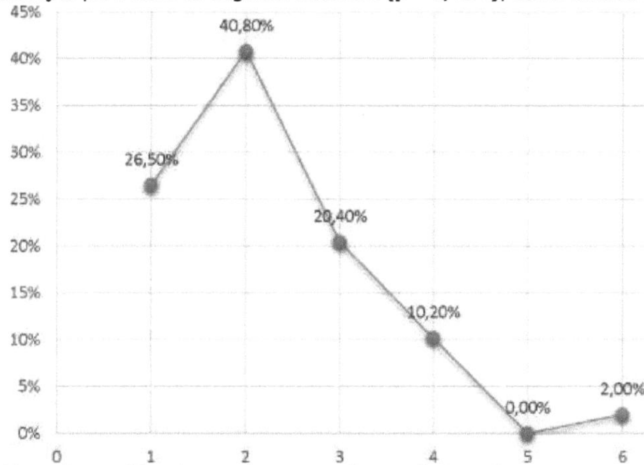

Figura 36: Taxa de gravidez de acordo com o número de tentativas

2.6. Taxas de gravidez de acordo com as moléculas utilizadas :

A taxa de gravidez mais elevada foi obtida após a estimulação ovárica por CC+FSH (19,3%), mas a diferença não foi significativa em comparação com as outras moléculas utilizadas (p=0,469). A utilização de Letrozol resultou em 50% de gravidez, mas este composto só foi utilizado em 2 casos, ou seja, 0,6% dos ciclos estudados. Os resultados são apresentados na Tabela XVI.

Quadro XVI: Taxas de gravidez de acordo com as moléculas utilizadas

Protocolo	Número de IUIs	Gravidez (%)	valor de p
Espontâneo	1	0	
CC+FSH	109	19,3 (21)	
CC+HMG	142	12,7 (18)	0,469

CC	74	13,6 (10)
Letrozol+HMG	2	50 (1)

2.7.Taxas de gravidez em função das doses de gonadotropina:

No nosso estudo, não houve diferença nas taxas de gravidez para as doses de FSH e HMG (Tabela XVII).

Quadro XVII: Taxas de gravidez e doses de gonadotropina

Valores médios da dose paraGravidezSem gravidez Gonadotropinas		valor de p
FSH 316,88±95,	456336,15±184,150	0 ,522
HMG 359,21±95,	456349,01±184,076	0,813

2.8.Resultados de acordo com o número de folículos maduros >18mm obtidos:

A melhor taxa de gravidez clínica por ciclo observado foi obtida com >2 folículos >18mm, ou seja, 18,77% em comparação com 8,6% após estimulação monofolicular (**p=0,015**) (Figura 37).

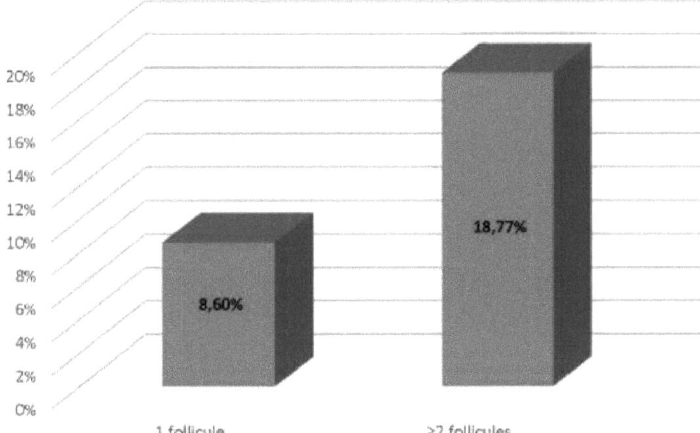

Figura 37: Taxa de gravidez em função do número de folículos maduros

2.9.Resultados em função da espessura do endométrio no dia da indução:

Dividimos a nossa população em dois grupos, consoante a espessura do endométrio fosse superior ou inferior a 9 mm no dia do início da gravidez. Encontrámos uma diferença significativa na taxa de gravidez clínica entre os dois grupos **(p=0,001)**, como se pode ver na figura 38.

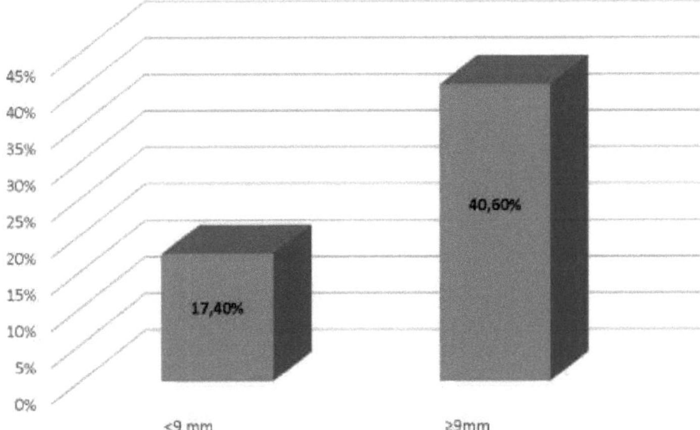

Figura 38: Taxa de gravidez e espessura do endométrio

2.10. Resultados em função da qualidade do processo de inseminação :

Das 50 gravidezes, apenas 3 foram obtidas após uma inseminação difícil. Deve-se notar que as inseminações foram difíceis em 36 ciclos de IUI, ou seja, 11% dos ciclos. A diferença não foi significativa (p=0,293) (Figura 39).

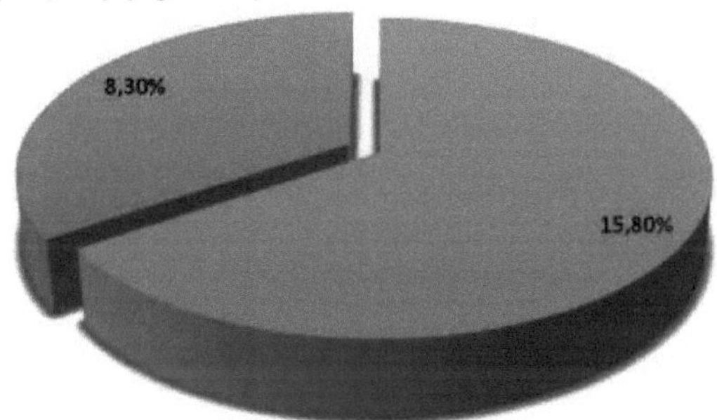

Figura 39: Taxa de gravidez de acordo com a qualidade do procedimento de inseminação

2.11. Complicações pós-inseminação :

Não observámos qualquer síndrome de hiperestimulação nos nossos doentes.

6% das gravidezes obtidas eram múltiplas, com duas gravidezes gemelares e uma gravidez múltipla.

3. Estudo correlativo dos factores clínicos e biológicos que influenciam o sucesso dos ciclos IUI:

De acordo com o nosso estudo, as taxas de gravidez mais elevadas foram obtidas após 2 anos de infertilidade, nos 2 primeiros ciclos de inseminação, em mulheres com um nível de FSH < 7UI/L que sofriam de SOP, com 2 folículos maduros e uma espessura endometrial >9 mm no dia do início e parâmetros espermáticos adequados, ou seja, mobilidade progressiva inicial e/ou total >40%, percentagem de formas típicas >15% e NSMPI >5 milhões.

Verificámos que a idade da mulher, o nível de AMH, o tipo de infertilidade, a concentração de espermatozóides e a mobilidade dos espermatozóides após a preparação não tiveram influência nos nossos resultados em termos de taxa de gravidez clínica (Tabela XVIII).

Quadro XVIII: Correlação entre vários factores e a taxa de gravidez

Parâmetro	Número de ciclos	Número de gravidezes	Taxa de gravidez (%)	Valor P
Idade das mulheres <30	85	13	15,3	0,755
30-35 anos de idade	133	22	16,5	0,808
36-38 anos de idade	77	12	15,6	0,858
>38 anos	33	3	9,1	0,381
FSH (UI/l) <7	143	31	21,7	**0,016**
]7-9]	119	13	10,9	**0,012**
>9	66	6	9,1	**0,027**
AMH (ng/ml) <1	33	4	12,1	0,109
]1-4,5]	133	36	27,1	0,73
>4,5	42	7	16,7	0,58
Duração da infertilidade (anos)				**0,02**
<2	145	28	19,3	
[3-5]	150	22	14,7	0,04
>6	33	0	0	**0,006**
Tipo de infertilidade Primária	205	29	14,1	0,475
Secundário	123	21	17,1	
Origem da infertilidade por SOP	37	13	35,1	**0,024**
Infertilidade inexplicável	145	21	14,5	**0,02**
Infertilidade masculina	90	11	12,2	**0,03**
Infertilidade mista	31	3	9,7	**0,54**
Patologia tubária	19	2	10,5	**0,05**
Endomdtriose	3	0	0	0,492
Vaginismo	3	0	0	0,492
Fumar nos homens				
Sim	221	32	14,5	0,637
Não	107	18	16,8	
Mobilidade total inicial (%)				**0,002**
<40	228	27	11,8	
40-60	90	18	20	**0,02**
>60	10	5	50	**0,000**
Mobilidade progressiva inicial (%)				**0,001**
<30	226	26	11 ,5	
30-40	65	11	17	0,2
>40	37	13	35,1	**0,000**
TMSC inicial (milhões)	110			0,304
<10		14	12,7	
10-15		5	10,2	0,653
15-20		4	12,9	0,972
>20	138	27	19,6	0,151
Morfologia (%)				**0,001**
<10	171	14	8,2	
]10-15]	60	12	20	**0,013**
>15	97	24	24,7	**0,000**
NSMPI (milhões)				**0,001**
<5	76	4	5,3	
5,1-10	69	6	8,7	0,419
10,1-15	89	15	16,9	**0,02**
15,1-20	49	13	26,5	**0,001**
>20	45	12	26,7	**0,001**
Período de abstinência sexual				0,478
<3 dias	221	32	14,5	
4-7 dias	93	17	18,3	0,399

>7 dias	14	1		7,1	0,446
Número de tentativas					**0,000**
1	114	13	11,4		
2	50	20	40		**0,000**
3	19	11	57,9		**0,000**
4	10	5	50		**0,001**
5	1	0	0		0,723
6	2	1	50		0,009
Protocolo					0,469
CC+FSH	109	21	19,3		
CC+HMG	142	18		12,7	0,161
CC	74	10	13,6		0,330
Letrozol+HMG	2	1	50		0,284
Espontâneo	1	0	0		0,495
Número de folículos maduros					
1	115	10	8,6%		
>2					**0,015**
	213	40		18,77%	
Espessura do endométrio (mm)					
<9	115	20	17,4		**0,001**
	69	28	40,6		

4 DISCUSSÃO

A inseminação intra-uterina (IIU) é muitas vezes o primeiro passo no tratamento da infertilidade para casais que sofrem de infertilidade inexplicada, função sexual afetada e hipofertilidade masculina ligeira a moderada. As taxas globais de sucesso por ciclo de IUI são bastante baixas em comparação com outras técnicas, como a FIV/ICSI, com um intervalo geralmente aceite de 10-20% por ciclo para todas as etiologias [20]. Na literatura, a taxa global de gravidez varia de 5% a 30% [3,15].

De acordo com dados da Sociedade Europeia de Reprodução Humana e Embriologia (ESHRE 2009), o sucesso da IUI em termos de taxa de gravidez por ciclo varia, mas pode chegar a 16,4% [21]. Em 2018, dados da agência francesa de biomedicina concluíram que a taxa média de gravidez por ciclo de inseminação intra-uterina com esperma do cônjuge foi de cerca de 12,4% para esse ano, com grandes variações de um centro para outro [5]. Vários factores de prognóstico clínico-biológico, tanto para homens como para mulheres, têm sido relatados em relação aos resultados da IIU. Estes factores estão relacionados com o tipo de estimulação ovárica e com as caraterísticas específicas do casal, tais como a idade da mulher, o tipo e a duração da infertilidade, o número de folículos maduros recrutados, a espessura do endométrio, o número de espermatozóides móveis progressivos, a morfologia dos espermatozóides, o número de espermatozóides móveis inseminados, a CML e o tabagismo [14]. No entanto, o valor preditivo desses parâmetros permanece altamente contraditório [22]. O objetivo deste estudo foi determinar os factores preditivos de sucesso na IAC, e para isso realizámos um estudo retrospetivo de 328 ciclos de IUI com esperma do cônjuge em 196 casais.

1. Estudo analítico e correlativo

1.1. Resultados globais :

Em nosso estudo, a taxa de gravidez foi de 15,24%, próxima à publicada por alguns autores [10,22]. De facto, existe uma variabilidade considerável nos resultados publicados relativamente à taxa de gravidez clínica por ciclo de CIA. Esta variabilidade poderia ser explicada pela heterogeneidade das populações tratadas, pela natureza dos fármacos utilizados, pela falta de critérios padronizados para a análise do sémen e pelos diferentes métodos ou protocolos de inseminação utilizados (Tabela XIX).

Tabela XIX: Taxas de gravidez clínica por ciclo de inseminação na literatura

Autor	Ano	Número de ciclos	Natureza do estudo	Local do estudo	Taxa de gravidez (%)
Anes et al [23]	2009	522	Retrospetiva	Tunísia	15,7
Luco et al [14]	2014	356	Retrospetiva		5,3
Lemmens et al [24]	2016	4251	Retrospetiva	Neerlandesa	28,2
Thijssen et al [25]	2017	1401	Previsão	Bélgica	9,5
Ejzenberg [26]	2019	355	Retrospetiva	Brasil	15,8
Michau [27]	2019	4146	Retrospetiva	França	11,5
Hansen [28]	2020	2462	Retrospetiva	França	14,7
Imediata [29]	2020	7359	Retrospetiva	Itália	21,89
O nosso estudo	2020	328	Retrospetiva	Tunísia	15,24

1.2. Resultados baseados em parâmetros femininos:

1.2.1. Idade da mulher :

Vários estudos publicados têm apontado a importância da idade da mulher em todas as técnicas de reprodução natural e artificial, e o declínio relacionado à idade na fecundidade feminina tem sido bem documentado, particularmente em mulheres submetidas a IUI [30-32]. Ferraretti et al, em um grande estudo retrospetivo publicado em 2017, analisando dados dos primeiros 15 anos de atividade da MAP na Europa (19972011), usando números dos relatórios anuais da ESHRE, observaram que nos 1281.203 ciclos de IUI com esperma do cônjuge, as taxas médias de gravidez e nascimento por ciclo foram 12,4% e 9,2% em mulheres <40 anos e 8,2% e 4,4% em mulheres> 40 anos, respetivamente [33].

Nestes estudos, foram propostos vários limiares para definir qual a população de doentes que mais beneficia com a IUI, sendo o mais frequentemente encontrado o dos 35 anos.

[34,[35] 38 anos [27], 40 anos [10,36-41] e 42 anos [42]. Stone et al, num estudo de 9963 ciclos, concluíram que a taxa de gravidez diminuía quando a idade da mulher ultrapassava os 32 anos [43]. Num estudo prospetivo multicêntrico, Monraison et al verificaram que a taxa de gravidez era de 25% nas mulheres com menos de 27 anos e de 12% nas mulheres com mais de 39 anos [8]. Dados de registos europeus no ESHRE em 2012 mostraram que a taxa de nascimentos associados à IUU com esperma do cônjuge diminuiu com a idade, ou seja, 8,2% com menos de 40 anos em comparação com 4,1% com mais de 40 anos [3]. Mais recentemente, Vargas-Tominaga et al, num estudo retrospetivo de 1053 ciclos, foram capazes de detetar uma queda na taxa de gravidez após os 40 anos em comparação com pacientes entre 35 e 39 anos (2,3% vs 8,9% $p<0,05$) [44]. Esta diminuição da taxa de sucesso das IIU relacionada com a idade foi explicada por estes autores como sendo provavelmente devida a uma combinação de factores como o esgotamento folicular progressivo, a diminuição da função da granulosa, a má qualidade dos oócitos [45], a diminuição da recetividade endometrial [32], a taxa mais elevada de anomalias cromossómicas, o aumento dos ciclos anovulatórios após os 40 anos [31] e a senescência das células imunitárias [33].

No entanto, alguns estudos concluíram que a idade avançada não teve efeito negativo no sucesso da IUI [46-50]. Essas diferenças nos resultados podem ser explicadas pela população jovem em certos estudos, como o estudo de Ejzenberg et al, onde o limite de idade dos pacientes era de 38 anos [26]. Da mesma forma, no estudo prospetivo de Erdem et al em 2016, que incluiu 530 ciclos, a idade média das pacientes era de 29,8±5,4 anos [51].

No nosso estudo, excluímos as mulheres com mais de 40 anos e dividimos as pacientes em quatro grupos etários: menos de 30 anos, entre 30 e 35 anos, entre 35 e 38 anos e mais de 38 anos. As taxas de gravidez por ciclo diminuíram com a idade: 15,3% versus 16,5%, 15,6% e 9,1%, respetivamente, mas esta diferença não foi significativa ($p=0,755$). Na nossa população de estudo, apenas 10,1% das mulheres tinham mais de 38 anos de idade e a idade média era inferior a 40 anos (32,89±4,29 anos).

1.2.2. Níveis hormonais :

Vários estudos realizados por diferentes autores têm apoiado a ideia de que níveis elevados de FSH e estradiol reduzem o número de folículos e afectam a qualidade dos oócitos, pelo que constituem um fator de prognóstico desfavorável para o tratamento da infertilidade [52-54].

Merviel et al, num estudo retrospetivo de 1038 ciclos, não encontraram diferenças significativas na taxa de gravidez com o valor de FSH [10] . A mesma conclusão foi relatada por Mullin el al (2005) [55]. No entanto, Soria et al verificaram que as mulheres com FSH basal <9 UI/L tinham 3,17 vezes mais probabilidades de engravidar após IUI do que as mulheres com FSH basal >9 UI/L [56]. Da mesma forma, Dinelli et al observaram uma diminuição significativa nas taxas de gravidez quando os níveis de FSH eram >7 UI/L [22]. Um estudo retrospetivo recente publicado em 2020 por Immediata et al também confirmou esta conclusão [29].

Em concordância com estes estudos, a taxa de gravidez por ciclo no nosso estudo diminuiu de 21,7% para 9,1% quando o nível de FSH era inferior ou igual a 7 e >7 UI/l, respetivamente. A diferença foi estatisticamente significativa (**p=0,016**) (Tabela XX).

Quadro XX: Taxas de gravidez e FSH na literatura

Autor	Número de ciclos IAC	Significado	Valor limiar de FSH
Mullin et al 2005 [55]	1875	0.36	-
Merviel et al 2010 [10]	1038	>0,05	9,4
Soria et al 2012 [56]	3012	**0.008**	**9**
Boulard et al 2013 [57]	535	0,96	
Yavuz et al 2013 [58]	980	**0.004**	**9,4**
Dinelli et al 2014 [22]	2019	**0,021**	7
Bakas et al 2015 [59]	195	>0.05	
Immediata et al 2019 [29]	7359	**< 0.001**	-
Ejzenberg et al 2019 [26]	355	**<0.001**	**7.7**
Anes et al [23]	522	0,1	-
O nosso estudo	328	**0,016**	**7**

O impacto do valor inicial de LH no D3 do ciclo nos resultados da IUI foi pouco estudado na literatura. Bakas et al observaram que o nível de LH era significativamente mais baixo em pacientes com uma gravidez clínica após 3 ciclos de IUI em comparação com aquelas que não tiveram gravidez [59]. Não encontrámos associação entre este parâmetro e a taxa de gravidez por ciclo de IIU (p=0,936).

Boulard et al, num estudo retrospetivo de 535 ciclos de IIU com esperma de dador, mostraram que o nível de estradiol no D3 do ciclo estava significativamente associado à ocorrência de gravidez (p=0,003) quando era inferior a 80 pg/ml, com uma probabilidade de sucesso de 19% [57]. Por outro lado, vários autores não encontraram associação significativa entre a taxa de gravidez e o nível basal de estradiol em ciclos de IIU com esperma do cônjuge [10,55,60] (Tabela XXI).

No nosso estudo, o nível de estradiol não teve impacto nos resultados da IIU, o que pode ser explicado pelo facto de o número de ciclos de IIU com um nível elevado de estradiol >80pg/ml ter sido pequeno (n=9).

Quadro XXI: Correlação entre a taxa de gravidez por ciclo de TCI e o estradiol

Autores	Ano	Número de ciclos	valor de p	Nível de estradiol (pg/ml)
Mullin et al [55]	2005	1875	0,28	
Merviel et al [10]	2010	1038	**0,05**	

Lamazou et al [61]	2011	316	>0,05	
Boulard et al [57]	2013	535	**0,04**	80
Bakas et al 2015 [59]	2015		>0.05	
Moro et al [60]	2016	276	0.195	
Dondik et al [62]	2017	209	0.986	
Ejzenberg et al [26]	2019	355	0.773	
O nosso estudo	2021	328	0,511	89

A AMH é conhecida como um marcador quantitativo da reserva ovárica e é considerada como o primeiro marcador a diminuir no caso de uma queda na reserva ovárica. É um marcador fiável da reserva ovárica com a capacidade de prever uma resposta fraca à estimulação multifolicular [63].

Num estudo de Lamazou et al, que incluiu 316 casais (2944 ciclos) com infertilidade cervical ou idiopática submetidos à sua primeira inseminação e divididos em três grupos diferentes de acordo com os seus níveis de AMH (<1ng/ml, entre 1 e 4,5 ng/ml e >4,5ng/ml). Não foi observada nenhuma diferença significativa em termos de taxa de gravidez entre esses diferentes grupos, ou seja, 15,5%, 15,2% e 13,6%, respetivamente [61]. Dosso et al confirmaram esses achados em um estudo retrospetivo de 571 mulheres, mostrando que, ao contrário da FIV, um nível de AMH <1,7ng/ml não influenciou as chances de gravidez na IUI (p=0,5) [64].

No entanto, noutro estudo retrospetivo de populações gregas, publicado em 2017, os autores avaliaram a utilidade da AMH na previsão da gravidez clínica após IUI e compararam-na com outros marcadores de reserva ovárica (contagem de folículos antrais (AFC) e ensaio de FSH basal), Eles mostraram que o nível médio de AMH foi significativamente maior no grupo grávido do que no grupo não grávido (2,775 ng / ml vs 1,5ng / ml) (p = 0,0004), mas o AMH sozinho não teve um valor preditivo melhor do que os outros marcadores de reserva ovariana estudados nessas pacientes [62]. Moro et al em 2016 avaliaram uma população de casais com apenas infertilidade inexplicada submetidos à sua primeira inseminação e descobriram que o AMH sérico era um marcador melhor do que o CFA para prever o resultado da gravidez após IUI [60]. Michau et al em um estudo recente publicado em 2019 mostraram que uma queda na reserva ovariana com um nível de AMH <1 ng/ml reduziu significativamente as chances de gravidez clínica em IUI (12,5% se AMH> 1 ng/ml vs 8,5% se AMH <1 ng/ml, p=0,01) [27]. Estas diferenças de resultados foram explicadas por alguns autores [65] pelo facto de a reserva ovárica estar intimamente correlacionada com a idade, dificultando a diferenciação do efeito da idade e da reserva ovárica nas taxas de gravidez. Num estudo retrospetivo de 509 casais, em diferentes grupos de acordo com a idade e os níveis de AMH e submetidos a um máximo de 4 tentativas de IUI, mostraram que os níveis específicos de AMH em cada um destes casais eram significativamente diferentes dos outros grupos, que os níveis de AMH específicos da idade têm apenas um ligeiro efeito nos resultados da IUI (não significativo) quando se adaptam as doses de FSH utilizadas [65] (Tabela XXII).

Em nosso estudo, dividimos nossas pacientes em três grupos de acordo com os níveis de AMH: <1ng/ml, entre 1 e 4,5 ng/ml e >4,5 ng/ml, com taxas de gravidez de 12,1%, 27,1% e 16,7%, respetivamente. Houve uma taxa de gravidez menor quando o AMH era <1ng/ml em comparação com os outros grupos, mas essa diferença não foi significativa (p=0,109). Este facto pode ser explicado pelo elevado número de doentes com uma AMH >1ng/ml (84,1% dos casos).

Tabela XXII: Correlação entre a taxa de gravidez e o AMH na literatura

Autor	Ano	Local de estudo	Número de ciclos	Valor P	Limiar de AMH (ng/ml)
Tremellen et al [66]	2010	Austrália	1032	0.30	-
Lamazou et al [61]	2012	França	2944	**<0,0001**	-
Bakas et al [59]	2015	EUA	195	**<0.001**	**2,3**
Dosso et al [64]	2015	França	2011	0,5	-
Moro et al [60]	2016	Itália	276	**<0.001**	**2,3**
Dondik et al [62]	2017	Grécia	209	**0.0004**	-
Michau et al [27]	2019	França	4146	**0.01**	**1**
O nosso estudo	2020	Tunísia	328	0,109	-

1.3. Resultados baseados em parâmetros masculinos:

1.3.1. Parâmetros do esperma :

Os parâmetros espermáticos mais frequentemente estudados foram o número de espermatozóides móveis progressivos inseminados após a preparação, a morfologia espermática, o número total de espermatozóides móveis progressivos no estado inicial antes da preparação espermática, e a motilidade progressiva e total. Vários estudos apoiaram o conceito de valores limiares para parâmetros espermáticos abaixo dos quais a IUI se torna significativamente menos eficaz.

1.3.1.1. Mobilidade progressiva e total no início e após a preparação:

No que respeita à mobilidade, tal como definida pela Organização Mundial de Saúde (OMS), alguns autores encontraram um impacto significativo da mobilidade progressiva "a + b", da mobilidade total inicial "a + b + c" ou da mobilidade progressiva e total do esperma após a preparação [67].

Yavuz et al, num estudo retrospetivo publicado em 2013, observaram que foram obtidas 40 gravidezes quando a mobilidade progressiva era >50%, em comparação com apenas 6 gravidezes quando a mobilidade progressiva era <50%. Esta diferença foi estatisticamente significativa (p=0,001) [58]. Ombelet el al em 2014, numa metanálise de 55 estudos, concluiu que um valor limite de 30% de mobilidade encontrado em três artigos de seis em que a mobilidade foi considerada um bom preditor de sucesso [12] (Tabela XXIII).

Em consonância com estes resultados, encontrámos uma diferença estatisticamente significativa na mobilidade inicial total e progressiva. As taxas de gravidez foram de 11,8% quando a mobilidade total era <40% versus 50% quando a mobilidade total excedia 60% (p=0,001). As taxas de gravidez foram de 11,5% se a mobilidade progressiva inicial fosse <30% versus 17% e 35,1% se a mobilidade progressiva inicial estivesse entre 30 e 40% e >40%, respetivamente (**p=0,001**). Não houve associação significativa entre mobilidade total e progressiva após a preparação.

Quadro XXIII: Limiares de mobilidade progressiva ou total determinados por estudos anteriores e pelo nosso estudo

Autor	Ano	Estudo	Número de	Mobilidade	Impacto	Limiar de

			ciclos			mobilidade
Dickey et al [40]	1999	Retrospetiva	4056	Mobilidade progressiva	**Sim***	30%
Muontanaro Gauci et al [68]	2002	Retrospetiva	495	Mobilidade total	**Sim***	50%
Lee et al [69]	2002	Retrospetiva	2846	Mobilidade total	Sim*	30%
Zhao et al [70]	2004	Retrospetiva	1007	Mobilidade total	Sim*	>80%
Yalti et al [71]	2004	Retrospetiva	268	Mobilidade total	Sim*	30%
Haim et al [72]	2009	Previsão	248	Mobilidade "a	Sim*	10%
Ombelet et al [12]	2014	Meta na lyse	55 estudos	Mobilidade total	Sim*	30%
Jellad et al [73]	2014	Retrospetiva	223	Mobilidade "a	Sim*	10%
Kdous et al [74]	2015	Previsão	295	Mobilidade progressiva	Não	-
Mollahmadi et al [75]	2019	Retrospetiva	350 casais	Não exato	Sim***	-
Ejzenberg et al [26]	2019	Retrospetiva	355	Mobilidade progressiva	Sim**	35%
Ainsworth et al[76]	2020	Retrospetiva	2912	Não exato	Sim***	-
O nosso estudo	2021	Retrospetiva	328	Mobilidade total Mobilidade progressiva	Sim*	40% 40%

*Antes da preparação**Após a preparação***Antes e depois da preparação

1.3.1.2. Contagem inicial de espermatozóides móveis progressivos totais (TPMSC) :

Mankus et al tentaram clarificar a relação entre o número total de espermatozóides móveis progressivos antes da preparação e as taxas de nados-vivos em casais que tinham beneficiado de ciclos de IUI. No seu estudo, que incluiu 310 mulheres e 655 ciclos, não foi detectada qualquer relação entre o PMSC inicial e as taxas de nados-vivos. Não se registaram nados vivos com uma contagem <2 milhões [77]. Da mesma forma, num estudo retrospetivo, Lemmens et al incluíram 1166 casais submetidos a 4251 ciclos de IUI e demonstraram que a RPMC inicial não tinha valor prognóstico na previsão de gravidezes em ciclos de IUI [24].

Os nossos resultados estão de acordo com a literatura e não encontrámos uma associação significativa entre a taxa inicial de MSCWT e as taxas de gravidez após IUI: a taxa de gravidez mais elevada foi obtida após >20 milhões de MSCWT (14 gravidezes), enquanto apenas 8 gravidezes foram obtidas quando o MSCWT estava entre 10 e 15 milhões, mas esta diferença não foi significativa entre os diferentes grupos (p=0,304).

1.3.1.3. Número de espermatozóides móveis progressivos inseminados NSMPI :

Na literatura, os limiares de NSMPI recomendados para a IUI variaram consideravelmente entre 1 milhão [22], 5 milhões [78] e 10 milhões [79] para doentes de qualquer idade.

Em 2004, uma meta-análise de 16 estudos que avaliaram os resultados da NSMPI e da IUI concluiu que, com limiares entre 0,8 e 5 milhões, a especificidade da NSMPI, definida como a capacidade de prever o insucesso da gravidez, era tão elevada como 100%; e a sensibilidade do teste, definida como a capacidade de prever a gravidez, era limitada [80].

Ombelet et al publicaram em 2014 uma revisão de 24 artigos em que o NSMPI foi citado como um parâmetro preditivo importante: em sete estudos foi mencionado um valor de corte de 1 milhão, um valor de corte entre 1 e 2 milhões foi utilizado em quatro estudos e outros autores mencionaram um valor de corte de 5 milhões [12].

Num estudo retrospetivo que incluiu 737 casais que receberam 2062 ciclos para indicações heterogéneas, Gubert et al estudaram o impacto de diferentes níveis de NSMPI de acordo com a idade da mulher. Os resultados sugerem que o NSMPI pode ser utilizado como um fator de previsão do sucesso da IIU em mulheres com idade inferior a 35 anos; estas mulheres devem ser informadas da sua baixa taxa de gravidez quando o NSMPI é inferior a 5 milhões. Em pacientes com mais de 35 anos, o NSMPI não parece ser um preditor útil de sucesso [81]. Embora este estudo tenha considerado apenas duas categorias de idade (<35 anos e >35 anos), este achado foi consistente com outros estudos em que o NSMPI não foi um preditor útil de sucesso em pacientes mais velhas [34,82].

Em 2021, num grande estudo publicado que incluiu 92471 ciclos em 37553 casais, Muthigi et al tentaram esclarecer a relação entre a concentração de espermatozóides e a taxa de gravidez após a IUI; parecia que a contagem total de espermatozóides móveis após a preparação estava significativamente correlacionada com a taxa de gravidez quando era inferior a 9 milhões, mas já não estava correlacionada com a taxa de gravidez acima de 9 milhões. Como a relação era contínua e gradual, não era razoável considerar este limiar para indicar ou não a IUI, mas era útil usar este limiar para estabelecer um prognóstico de sucesso e para especificar a ação a ser tomada [83].

Outro estudo multicêntrico prospetivo recente de 2462 casais com infertilidade inexplicada mostrou que um NSMPI mais elevado estava associado a uma maior taxa de nascimentos vivos de 14,8% para 15,1 a 20,0 milhões contra 5,5% quando o NSMPI era <5 milhões [28]. No entanto, ocorreram nados vivos com um NSMPI <1 milhão (5,1%). Acima de um NSMPI de 20 milhões, a taxa de nascidos vivos por IUI não aumentou. Os autores concluíram que a taxa de nascidos vivos após IUI com NSMPI <1 milhão foi semelhante à de IUI observada com NSMPI >1-5 milhões. Este estudo sugere que pode não haver um limiar abaixo do qual o nascimento vivo não é possível com a IUI [28].

Numa meta-análise publicada em 2020 por Starosta et al, abrangendo um total de 220 artigos, dos quais 102 foram selecionados, os autores verificaram que a maioria dos dados apoiava a IUI em casais com uma TPMSC inicial > 5 milhões e NSMPI > 1 milhão [84].

No entanto, Immediata et al, nos seus estudos publicados em 2020, incluindo 7359 ciclos, não encontraram um impacto da NSMPI nas taxas de gravidez em casais inférteis que tinham sido submetidos a IUI [29], em concordância com Hassan et al [85] (Tabela XXIV).

O NSMPI pode ter um valor prognóstico único porque reflecte tanto a concentração de esperma como a mobilidade progressiva, bem como os efeitos do processamento de esperma [80] .

Neste estudo, foram excluídas as pacientes com NSMPI <1 milhão. Encontrámos uma diminuição estatisticamente significativa da taxa de gravidez por ciclo no grupo NSMPI <5 milhões em comparação com o grupo NSMPI >5 milhões, ou seja, 5,3% vs. 17,9% (p=0,007). Para refinar os nossos resultados, separámos os ciclos de IUI em 4 grupos de acordo com o valor do NSMPI: <5 milhões; 5-10 milhões; 10-15 milhões; 15-20 milhões e >20 milhões. As taxas de gravidez foram de 5,3%, 8,7%, 16,9%, 26,5% e 26,7%, respetivamente. A diferença entre estes diferentes grupos foi estatisticamente significativa (p=0,001).

A maioria dos autores estudou o número mínimo de espermatozóides disponíveis para a IUI, embora não tenham sido publicados dados sobre o número máximo de espermatozóides móveis progressivos inseminados. A este respeito, um estudo publicado recentemente em 2021 teve como objetivo determinar se existe um limiar máximo de NSMPI durante a IUI acima do qual a taxa de nascimentos vivos é afetada negativamente. Neste último estudo,

Delaroche et al incluíram 2592 ciclos de IUI em mulheres com idade <38 anos, com NSMPI >1 milhão. A taxa de nascimentos vivos foi de 17,9% se 10<NSMPI<20 milhões, e de 22,7% se 20<NSMPI<30 milhões. Os autores concluíram que a taxa de nascimentos vivos após IUI pode ser optimizada através da inseminação de um máximo de 30 milhões de espermatozóides móveis. Eles consideraram que as preparações de IUI não devem ser diluídas quando mais de 10 milhões de espermatozóides móveis são obtidos [86]. No nosso estudo, o limite máximo de inseminação proposto foi de 20 milhões de NSMPI. De facto, não encontrámos diferença significativa se o NSMPI estivesse entre 15,1 e 20 milhões ou >20 milhões, ou seja, uma taxa de gravidez de 26,5% vs 25,7% respetivamente (p=0,812). Este resultado foi consistente com o de Hansen et al, que também descobriram que acima de um NSMPI de 20 milhões, a taxa de nascidos vivos por IUI não aumenta [9].

Quadro XXIV: Limiares do NSMPI recomendados pela literatura e pelo nosso estudo

Autor	**Ano**	**Estudo**	**Número de ciclos**	**Impacto**	**Limiar mínimo (milhões)**
Ombelet [87]	1997	Retrospetiva	792	**Sim**	1
Cohlen et al [88]	2000	Metanálise	3662	**Sim**	1
Van Weert [80]	2004	Metanálise	16 estudos	**Sim**	0,8-5
Wainer [78]	2004	Retrospetiva	2564	**Sim**	5
Tomlinson [89]	2013			**Sim**	5
Ombelet [12]	2014	Metanálise	24 estudos	**Sim**	1 1-2 5
Jellad et al [73]	2014	Retrospetiva	223	**Sim**	5
Dinelli et al [22]	2014				1
Kdous et al [74]	2015	Previsão	295	**Sim**	1
Lemmens et al [24]	2016	Retrospetiva	4251	**Sim**	5-10
Gubert et al [81]	2019	Retrospetiva		**Sim, se a idade da mulher for inferior a 35 anos**	5
Michau et al [27]	2019	Retrospetiva	4146	**Sim**	5
Starosta et al [84]	2020	Revisão	102 estudos	**Sim**	1
Muthigi et al [83]	2021	Retrospetiva	92471	**Sim se <9milhões**	-
O nosso estudo	2021	Retrospetiva	328	**Sim**	5

1.3.1.4. Morfologia do esperma :

Os resultados dos estudos sobre o impacto da morfologia no resultado da IUI são difíceis de interpretar devido à coexistência de vários sistemas de classificação, diferentes procedimentos operacionais para a avaliação da morfologia e diferentes critérios de inclusão de indivíduos. O guia de boas práticas clínicas recomenda a IUI na ausência de teratospermia grave na contagem basal de espermatozóides, sem um limiar predefinido.
No nosso laboratório, usamos a classificação de David modificada para a avaliação da morfologia dos espermatozóides. A taxa de gravidez mais baixa no nosso estudo foi observada para uma percentagem de formas típicas (FT) <10% (8,2% vs 24,7% se a percentagem de FT fosse >15%; p=0,001).
Antes de 2011, alguns estudos mostraram que a taxa de gravidez por IUI era mais elevada para um valor de formas típicas acima de um limiar definido como 4% de acordo com os critérios rigorosos de Kruger [34,69,90-93]. No entanto, outros estudos não encontraram um impacto significativo da morfologia na taxa de gravidez [94]. Uma meta-análise incluindo 18 artigos, 6 dos quais analisaram valores limiares, mostrou que o impacto da morfologia do esperma nas taxas de gravidez foi significativo a partir de um limiar de 4 a 5%, quando os critérios estritos de Kruger foram usados [91]. Em uma metanálise publicada por Ombelet et al em 2014, incluindo 11 de 16 estudos, formas típicas >5% (critérios de Kruger) foram relatadas como o melhor valor de limiar para prever o resultado da IUI [12]. Num estudo prospetivo publicado por Erdem et al em 2016, a percentagem de formas normais (antes e depois da preparação) foi significativamente mais elevada em doentes que deram à luz um bebé vivo, mas apenas no subgrupo de infertilidade masculina [51]. Publicações mais recentes sobre o assunto não encontraram diferença significativa nas taxas de gravidez em ciclos de IUI entre grupos com ou sem teratozoospermia isolada [24,95,96] (Tabela XXV). Numa meta-análise publicada em 2017, incluindo 20 estudos com 41018 ciclos de IUI, os autores não encontraram um impacto significativo da morfologia nas taxas de gravidez se a morfologia fosse >4% ou <4% (14,2% versus 12,1%, p = 0,06) e concluíram que uma anormalidade isolada na morfologia espermática não deve excluir casais de um ensaio de IUI [97]. Esses resultados conflitantes foram provavelmente devidos à ampla gama de variações intra e interlaboratoriais na avaliação da morfologia espermática, diferenças nos métodos de coloração, classificações morfológicas usadas e caraterísticas da população estudada, como duração da infertilidade, fatores femininos (idade, reserva ovariana) e causas de infertilidade.

Tabela XXV: Efeito da morfologia dos espermatozóides no resultado dos ciclos de IIU de acordo com a literatura e o nosso estudo

Autor	Ano	Localização	Estudo	Número de ciclos	Classificação morfológico	Impacto	Limiar (FT)
Wainer et al [78]	2004	França	Retrospetiva	2564	David	Sim**	30%
Badawy et al [34]	2009	Egito	Previsão	714	David	Sim**	30% (Si NSMPI>5 milhões)
Merviel et al [10]	2010	França	Retrospetiva	1038	David	Sim*	30%
Jellad et al [73]	2014	Tunísia	Retrospetiva	223	David modifica	Sim*	20%
Deveneau [96]	2014	Estados Unidos	Retrospetiva	856	Kruger	Sim*	4%
Kdous et	2015	Tunísia	Previsão	295	David modifica	Sim*	20%

al[74]							
Erdem et al [51]	2016	Turco	Previsão	530	Kruger	Sim***	4,5% (no subgrupo de infertilidade masculina)
Lemmens [24]	2016	França	Retrospetiva	2564	Kruger	Sim*	4%
Thijssen et al[25]	2017	Bélgica	Previsão	1401	Kruger	Não*	
Ejzenberg [26]	2019	Brasil	Retrospetiva	355	Kruger	Sim**	4%
O nosso estudo	2020	Tunísia	Retrospetiva	328	David modifica	Sim	15%

*Antes da preparação**Após a preparação***Antes e depois da preparação

1.3.2. Tabaco :

Com o objetivo de identificar possíveis associações entre o tabagismo e a infertilidade masculina, foram realizados numerosos estudos, alguns dos quais apresentaram resultados contraditórios. Embora muitos estudos tenham relatado um impacto negativo do tabagismo nos parâmetros do esperma e na fertilidade masculina [98,99], outros não encontraram tal efeito [100,101]. Além disso, mesmo os estudos que relatam um efeito do tabagismo nos parâmetros do esperma não demonstraram claramente um efeito do tabagismo na fertilidade masculina [102,103]. Poucos autores estudaram este fator na IUI. Thijssen et al mostraram que o tabagismo teve um efeito negativo significativo na taxa de gravidez nos casos em que o parceiro fumava 1 a 14 cigarros por dia, em comparação com os não fumadores (P = 0,0165) [25].

Em nosso estudo, não encontramos associação entre tabagismo e taxas de gravidez após IUI (p=0,637). Os nossos resultados são consistentes com os de Dupuis et al e Merviel et al que também não encontraram impacto significativo deste parâmetro nos resultados da IUI [10,108].

1.4. Resultados em função dos parâmetros relativos aos dois membros do casal:

1.4.1. Duração da infertilidade :

O aumento da duração da infertilidade parece ser um fator preditivo negativo para a gravidez após IUI, de acordo com a maioria dos autores [47,48,50,104]. Steures et al atribuíram um coeficiente negativo de -0,03 por ano de infertilidade. Os limites precisos da duração da infertilidade para recomendar a IUI não foram claramente estabelecidos [105]. Nuojua-Huttunen et al relataram uma diferença significativa nas taxas de gravidez após a IUI, dependendo se a duração da infertilidade foi < ou > 6 anos (14,2% versus 6,1%) [36]. Iberico e Houmard relataram uma diminuição na taxa de gravidez por ciclo de 10,6% para 7,1% para o primeiro e de 9% para 2,2% para o segundo, dependendo se a infertilidade durou menos ou mais de 3 anos [41,48]. Outros autores demonstraram que a infertilidade com duração inferior a 5 anos é um fator favorável à IUI [35,106]. Cao et al mostraram que a taxa de gravidez diminuía significativamente se a duração da infertilidade fosse >4 anos: 16,58% se a duração da infertilidade fosse <4 anos comparada com 8,27% se a duração da infertilidade fosse >4 anos, p=0,000 [107]. Num segundo estudo com um ensaio aleatório, Hansen et al confirmaram que a duração da infertilidade era um fator preditivo do sucesso da IIU em casais com infertilidade inexplicada [9].

Em consonância com estes resultados, no nosso estudo verificámos a ausência de gravidez em casais com uma duração de infertilidade >6 anos. Verificou-se uma associação negativa e significativa entre a duração da infertilidade e a taxa de gravidez por ciclo. Esta taxa passou de 19,3% quando a duração da infertilidade foi < anos para 12% quando a duração da infertilidade foi entre 3 e 5 anos (p=0,02).

No entanto, para outros autores, a taxa de sucesso parece ser pouco ou nada influenciada pela duração da infertilidade [8,10,17,22,108].

1.4.2. Tipo de infertilidade :

No nosso estudo, as mulheres com infertilidade secundária tiveram taxas de gravidez mais elevadas do que as mulheres com infertilidade primária (17,1% vs 14,1%), mas esta diferença não foi estatisticamente significativa (p=0,475). Vários autores não encontraram associação significativa entre o tipo de infertilidade e a taxa de gravidez após IUI [10,26,36,105]. No entanto, Dinelli et al, analisando 2019 ciclos num estudo retrospetivo, consideraram que a infertilidade secundária era um fator de prognóstico positivo (taxa de gravidez 16,7% se a infertilidade era secundária vs 13,7% se a infertilidade era primária; p=0,04) [22].

1.4.3. Indicações para IUI :

Passados 36 anos desde o primeiro ensaio clínico randomizado e controlado realizado por Kerin at al em 1984 [109], as indicações para a IUI continuam a ser objeto de debate atualmente. Apesar de alguns autores considerarem que os problemas ovulatórios e as anomalias ligeiras do esperma estão entre as melhores indicações para a IUI, a infertilidade idiopática continua a ser a indicação mais frequente [6]. A infertilidade idiopática ou inexplicada representou 44,2% das causas de infertilidade no nosso estudo, seguida pela hipofertilidade masculina (27,4%). Os resultados do nosso estudo foram comparáveis aos encontrados na literatura (tabela XXVI).

Quadro XXVI Repartição das origens da infertilidade na literatura e na literatura médica.
o nosso estudo

Autor	Número de ciclos	Infertilidade inexplicável	Hipofertilite masculino	Origem mulheres	Infertilidade e Misto
Merviel 2010 [10]	1038	10.5%	**32.6%**	24.3%	32.6%
Dinelli et al 2014 [22]	2019	10.9%	**25,8%**	31%	24.0%
Fauque 2017[15]	862	32.5%	19,9%	**47,6%**	-
Cabry- Goubet 2017 [110]	1251	**36%**	12%		
Monraisin et al 2016 [8]	1827	**39 %**	12%	19%	11%
Haller et al 2017 [111]	1092	**46 %**	12 %	25%	
Sicchieri 2018 [112]	237	**25.**32%	16.46%		
Michau 2019 [27]	4146	33%	20,8%	**41,1%**	4,8%
Moreau 2019 [65]	2063	**49,5%**	11,6%	36	2,9%
Ejzenberg	355	18.0%	15.2%	**32,4%**	27.9%

2019 [26]					
Immediata el al 2020 [29]	6323	**53.55%**	19.69%	10.95%	
O nosso estudo de 2021	328	**44,2%**	27,4%	18,9	9,5%

A síndrome dos ovários policísticos foi diagnosticada pela presença de pelo menos 2 dos 3 critérios seguintes: oligo-anovulação, hiperandrogenismo clínico e/ou biológico e/ou evidência ecográfica de ovários policísticos, utilizando os critérios de Roterdão de 2003 [113]. O tratamento da anovulação numa paciente com SOP tem seguido uma estratégia bem codificada desde a Conferência de Consenso de Thessaloniki publicada em 2008 [114]. O tratamento de primeira linha é baseado na estimulação da ovulação com citrato de clomifeno. Quando se diz que as mulheres são "resistentes ao citrato de clomifeno", a escolha é entre a perfuração ovariana e a estimulação ovariana com gonadotrofinas [114].

Merviel et al e Soria et al concluíram nos seus estudos que as taxas de gravidez mais elevadas foram obtidas em doentes com SOP [10,56]. Dinelli et al também obtiveram a taxa de gravidez mais elevada no grupo SOP, 25,4% em comparação com 13,2% e 15,8% nos grupos de infertilidade inexplicada e hipofertilidade masculina, respetivamente [22].

Os riscos da estimulação ovárica nestas mulheres são a OHH e as gravidezes múltiplas [115].

No nosso estudo, 75,7% das doentes com SOP foram estimuladas com gonadotrofinas e apenas duas doentes foram submetidas a perfuração ovárica. Em concordância com os resultados da literatura, observámos uma maior taxa de gravidez nas doentes com SOP (35,1%), das quais 2 doentes (5,7%) tiveram gravidezes múltiplas. Não observámos síndrome de hiperestimulação ovárica nestas doentes.

A infertilidade inexplicada foi definida por reserva ovariana normal, ultrassom pélvico, histerossalpingografia, espermograma e freqüência adequada de relações sexuais. A infertilidade inexplicada foi diagnosticada em até 30% dos casais que apresentam infertilidade [116]. Em 2013, o NICE (National Institute of Health and clinical Excellence) declarou que a IUI não era recomendada em casais com infertilidade inexplicada, hipofertilidade masculina e endometriose ligeira, a menos que os casais tivessem caraterísticas religiosas, culturais ou sociais que se opusessem à FIV [117]. No entanto, nem todos os clínicos praticantes partilharam claramente as conclusões tiradas pelo NICE. Nandi et al realizaram um inquérito em linha sobre as opiniões dos especialistas relativamente às opções de primeira linha na gestão da hipofertilidade inexplicada. Apenas 16% ofereceriam a FIV como a primeira escolha de tratamento recomendada [118]. Isto confirmou a existência de uma incerteza clínica persistente, apesar das diretrizes publicadas. Em 2015, Kim, Child e Farquhar publicaram um inquérito por questionário em linha a clínicas de fertilidade do Reino Unido e mostraram que, das 46 clínicas que responderam, 96% (44/46) continuavam a oferecer IUI para a infertilidade inexplicada [16]. Os fármacos mais utilizados para a estimulação ovárica foram as gonadotrofinas (95%), seguidas do citrato de clomifeno (49%) e do letrozol (19%) [16]. O recente estudo TUI apresentado na ESHRE 2018, que consistiu num ensaio clínico randomizado e controlado comparando 3 ciclos de IUI com estimulação ovárica e 3 meses de espera (expetante) para casais com infertilidade inexplicada, mostrou que a taxa de nados vivos foi multiplicada por três nas mulheres tratadas com IUI (31% versus 9%, $p<0,001$) [119].

A infertilidade inexplicada foi a indicação mais frequente na nossa série de estudos (44,2%). A taxa de gravidez foi de 14,5%.

Estudos publicados demonstraram que, no caso de causas masculinas e em particular de alteração moderada ou ligeira dos parâmetros espermáticos, não havia evidência suficiente para recomendar ou não a IUI nesta indicação [120]. Outros, por outro lado, mostraram que a IUI não é inferior à FIV na infertilidade masculina ligeira, definindo um NSMPI de 3 a 10 milhões, tendo em conta o pequeno número de casais incluídos no estudo (10% do total de casais) [121]. No nosso estudo foram efectuadas 90 IUI para infertilidade masculina, ou seja, 27,4% de todas as indicações. Foram obtidas 11 gravidezes clínicas, ou seja, 12,2%.

Num estudo retrospetivo que incluiu 1880 ciclos de IUI, Cochet et al mostraram uma diminuição dramática na taxa de gravidez clínica e na taxa de nascidos vivos quando as pacientes tinham uma única trompa, sugerindo que a FIV deve ser o tratamento preferido nestes casos [122]. Resultados semelhantes foram relatados por Berker et al, com uma redução na taxa de gravidez de 44,7% nos controlos para 26,3% nos casos de obstrução tubária unilateral [123]. Vários autores sugerem que estas pacientes com patologias tubárias devem mudar para FIV após dois ciclos de IUI devido às baixas taxas de gravidez [84]. No entanto, outros autores não encontraram diferença na taxa de gravidez independentemente da condição da trompa [124,125].

No nosso estudo, a patologia tubária foi responsável por 5,3% das indicações. A taxa de gravidez em pacientes com infertilidade tubária foi menor, 10,5%.

As recomendações para a prática clínica emitidas pelo CNGOF e aprovadas pela Autoridade Nacional de Saúde Francesa (HAS) sugerem que a IUI só deve ser considerada em casos de endometriose mínima a ligeira [126]. Numa revisão recente de 2020, Cosma et al. propuseram 9 classes de endometriose e, segundo eles, a IUI pode ser proposta em casos de endometriose classe C3 (C: paciente subfértil com um estágio inicial de endometriose) com ausência de gravidez espontânea 6 meses após a cirurgia em casos de ASRM estágio 1 /2; a taxa de gravidez neste grupo foi semelhante à infertilidade inexplicada [127]. Para a endometriose de estágio 1-2, as taxas de gravidez por ciclo de IUI variaram de 5,2% a 6,5% [84].

No seu estudo, Van der Houwen et al. sugeriram um benefício na taxa de gravidez com a utilização de agonista da GnRH durante a IUI em pacientes com endometriose moderada a grave. No entanto, a natureza retrospetiva do estudo, o pequeno número de pacientes e a ausência de dados sobre estimulação limitaram a validade destes resultados [128]. Merviel et al obtiveram uma baixa taxa de gravidez de 10,7% em pacientes com endometriose de estágio 1 ou 2 [10].

No nosso estudo, a endometriose nos estádios 1 e 2 representou apenas 3,5% das indicações para IUI. Não se registaram gravidezes nestas doentes (n=3).

Em consonância com o recente estudo de Starosta em 2020, no nosso trabalho a IUI foi mais eficaz em mulheres com disfunção ovulatória (35,1%) e infertilidade inexplicada (14,5%), e menos eficaz em mulheres com patologia tubária (10,5%) e endometriose estádio 1 ou 2 (0%). A diferença nas taxas de gravidez de acordo com as indicações da AIT foi estatisticamente significativa (p=0,024), tendo em conta que a frequência de mulheres com endometriose e vaginismo foi muito baixa (n=3 e n=2, respetivamente).

1.5. Resultados em função dos parâmetros relativos à realização dos ciclos ETI :

1.5.1. Que tratamentos são utilizados nos ciclos estimulados? Quais são as doses?

A IUI combinada com a estimulação ovárica está a revelar-se uma forma eficaz de tratamento para casais hipo-férteis. Foram propostos vários protocolos de estimulação ovárica combinada com IUI, mas qual o protocolo e qual a dose mais eficaz e económica? Existem vários fármacos disponíveis para conseguir a hiperestimulação ovárica. O mais antigo é provavelmente o CC em doses de 50 a 150 mg por dia durante 5 dias a partir do início do ciclo. Sendo um antiestrogénio, é necessário ter em conta a sua ação negativa sobre o endométrio. Isto pode explicar as baixas taxas de gravidez observadas com o CC em comparação com outros medicamentos [129]. Além disso, a utilização de CC não impediu a ocorrência de gravidezes múltiplas [130]. O CC sozinho não parece ter uma influência significativa na taxa de sucesso da IUI [25,46,131,132].

Numa meta-análise de 2007 de 43 ensaios (3957 mulheres), os autores descobriram em 7 ensaios controlados aleatórios que a taxa de gravidez era maior com gonadotrofinas do que com CC (OR 1,8; IC 95%, 1,2-2,7), independentemente da etiologia da infertilidade [130]. Este conceito foi apoiado pelo ensaio M-OVIN publicado em 2018, que envolveu mulheres com anovulação após seis ciclos falhados de IUI com CC [133]. A taxa de nascimentos vivos foi melhor no grupo de inseminação estimulada por gonadotropina do que no grupo CC, 52% vs 41%, respetivamente [133]. Noutro ensaio multicêntrico controlado e aleatório que comparou gonadotrofinas com CC em casais com hipofertilidade inexplicada em ciclos de IUI com critérios de cancelamento rigorosos, a taxa de gravidez foi de 31% nas mulheres tratadas com gonadotrofinas e de 26% nas mulheres tratadas com CC (risco relativo (RR) 1,16, IC 95% 0,93 a 1,47 [134].

O letrozol é um inibidor da aromatase de 3ª geração, que pode ser utilizado isoladamente para a estimulação ovárica simples, ou em combinação com gonadostimulinas, e não tem qualquer efeito antiestrogénico no endométrio ou no muco cervical. A estimulação ovárica com letrozol foi realizada pela primeira vez por Mitwally e Casper em 2001, após um tratamento sem sucesso com CC em 22 doentes com hipofertilidade ovulatória. Estes autores concluíram que o letrozol era um tratamento eficaz para a indução da ovulação e aumento do recrutamento folicular em mulheres disovulatórias sem efeitos adversos no endométrio [135] . Noutro estudo, estes autores relataram uma redução das necessidades de gonadotropinas e uma melhoria das taxas de gravidez quando o letrozol foi combinado com FSH para estimulação ovárica em doentes com uma história de má resposta à estimulação apenas com FSH [135].

Pelo contrário, outros autores não encontraram diferenças significativas quando compararam os anti-estrogénios (CC) com os inibidores da aromatase [130]. Num ensaio prospetivo aleatório que incluiu 280 mulheres com infertilidade inexplicada, os autores concluíram que a utilização de CC ou letrozol durante a estimulação ovárica para reduzir a dose de gonadotrofinas se justificava e que esta abordagem reduziria o custo dos protocolos de estimulação sem qualquer efeito nos resultados do tratamento, não tendo o letrozol qualquer vantagem sobre os CC neste aspeto [136].

Em mulheres com SOP recebendo IUI estimulada, CC, letrozol e gonadotrofinas foram todos igualmente eficazes e seguros no estudo retrospetivo de Huang et al publicado em 2018, onde os autores concluíram que o letrozol teve a maior taxa de crescimento monofolicular e recomendam este medicamento como o tratamento de primeira escolha em mulheres inférteis candidatas à indução da ovulação em ciclos de IUI [137]. Da mesma forma, em um estudo comparativo recente publicado em 2020, Nguyen considerou que o letrozol usado para estimular os ovários de mulheres inférteis com SOP, combinado com a inseminação intrauterina, é um tratamento eficaz [138].

É de notar que o letrozol ainda não obteve autorização de introdução no mercado (AIM) em

França para esta indicação, apesar de estudos recentes não terem demonstrado qualquer diferença em termos de malformações congénitas em comparação com o CC [139].
Numa revisão Cochrane de 2018, Franik analisou 42 ensaios clínicos aleatorizados que utilizaram letrozol em 7935 mulheres com síndrome dos ovários poliquísticos para avaliar a eficácia dos inibidores da aromatase para estas mulheres na indução da ovulação, seguida de relações sexuais planeadas ou IUI. Estas análises mostraram uma taxa mais elevada de nados vivos e de gravidez com o letrozol do que com o CC. No entanto, não encontrou diferenças nas taxas de aborto espontâneo, gravidez múltipla e síndroma de hiperestimulação (HSO) [140].
Yun et al 2015 sugeriram que a estimulação mínima usando gonadotropinas em dias alternados com letrozol diminuiu o desenvolvimento de OHSS e gravidezes múltiplas, mantendo taxas de gravidez comparáveis em ciclos de IUI [141].
No nosso estudo, a taxa de gravidez mais elevada foi obtida após a estimulação ovárica com a combinação de CC e FSH, com 19,3% contra 12,7% e 13,6% após a estimulação ovárica com CC+HMG e CC, respetivamente, mas a diferença não foi significativa em comparação com as outras moléculas utilizadas (p=0,469). Este facto pode ser explicado pela heterogeneidade da nossa população de estudo. A utilização de Letrozol resultou em 50% de gravidezes, mas esta molécula só foi utilizada em 2 casos, ou seja, 0,6% dos ciclos estudados. Outros autores não descreveram influência significativa do tipo de estimulação nas taxas de gravidez após IUI [22,88,94].
Na revisão de Cantineau, que incluiu 43 estudos envolvendo 3957 mulheres, ele mostrou que as gonadotrofinas devem ser usadas em doses baixas porque a taxa de gestações múltiplas aumentou com injecções de altas doses, sem qualquer aumento nas taxas de gravidez [130]. No entanto, para Ghaffari, a dose total de gonadotrofinas foi positivamente associada ao resultado da IUI em termos de gravidez (p=0,03) [108].
No nosso estudo, as doses de FSH e HMG não tiveram qualquer impacto nos nossos resultados.

1.5.2. Estimulação folicular única, parcial ou múltipla?

Num estudo retrospetivo que incluiu 1038 ciclos, Merviel et al descobriram que um objetivo bi-folicular estava associado a uma melhor hipótese de gravidez em IUI: 9,8% de gravidezes clínicas por ciclo se 1 folículo maduro estivesse presente no dia da indução versus 14,5% se 2 folículos maduros estivessem presentes (p <0,01) [10]. Soria et al analisaram 3012 ciclos e confirmaram esta conclusão [56]. Monraisin et al, num estudo multicêntrico, mostraram um aumento na taxa de partos em ciclos de IIU quando se passa de 1 para 2 folículos, ou seja, 9% versus 16%, p<0,001 [8]. Michau et al também mostraram uma diferença significativa em termos de gravidez clínica quando se passa de 1 para 2 folículos, ou seja, 11% em monofoliculares versus 14,4% em bifoliculares (p=0,01) com um risco aumentado de gravidez gemelar [27]. Recentemente, Vargas-Tominaga et al em seu estudo publicado em 2020 concluíram que ter dois ou mais folículos foi o fator preditivo mais importante para ciclos de IUI bem-sucedidos com uma taxa de gravidez de 11,6% com> 2 folículos e 4,4% com <2 folículos [44].
O nosso estudo está de acordo com estes resultados; a taxa de gravidez aumentou de 8,6% após a estimulação monofolicular para 18,77% quando foram obtidos 2 ou mais folículos (p=0,015).
No entanto, o risco de gravidez múltipla aumentou com o número de folículos, especialmente quando três ou mais folículos foram recrutados [142]. Esta constatação foi registada em numerosos estudos [8,10].

O número de folículos foi >2 folículos nas três gravidezes múltiplas obtidas no nosso estudo.

1.5.3. Espessura do endométrio :

Existem provas contraditórias na literatura relativamente à espessura do endométrio (EE) e às taxas de gravidez. Vários estudos relataram correlações significativas entre as taxas de gravidez e a espessura do endométrio [22,143], enquanto outros não encontraram tal relação [133].

Esmailzadeh et al consideraram que o EE pode ser um importante fator de previsão do sucesso da IUI e sugeriram que os médicos que realizam IUI a casais inférteis devem prestar especial atenção ao desenvolvimento endometrial, bem como ao crescimento folicular e à mobilidade dos espermatozóides [143]. Dinelli et al também descobriram que a espessura do endométrio tinha um impacto significativo no resultado da IUI: a taxa de gravidez mais elevada foi obtida quando a EE variou entre 10 e 11 mm [22].

Numa meta-análise publicada em 2017, que incluiu 23 estudos com 3846 mulheres, os autores concluíram que o EE não parece ser um fator preditivo de sucesso na IUI com estimulação ovárica e sugeriram que poderia ser desejável examinar outros biomarcadores. Foi sugerido que a neovascularização subendometrial medida por ultrassom Doppler tridimensional pode prever a gravidez em mulheres submetidas a IUI. Concluíram que o cancelamento de ciclos de IUI devido a mucosa endometrial fina pode ter um impacto negativo nos cuidados clínicos [133].

Danhof et al propuseram que a diferença na taxa de gravidez entre a estimulação com gonadotrofina e o CC poderia ser explicada por uma diferença na espessura endometrial. Esses autores realizaram uma segunda análise dos dados de uma metanálise publicada em 2018, incluindo pacientes com infertilidade inexplicada que haviam sido submetidos a IUI e descobriram que o uso de gonadotrofina resultou em um endométrio mais espesso do que o citrato de clomifeno [134]. No entanto, numa revisão publicada em 2020, a diferença na espessura do endométrio não afectou a taxa de gravidez. Por conseguinte, para estes autores, um endométrio relativamente fino após o citrato de clomifeno não era uma razão para preferir as gonadotrofinas como a melhor molécula para estimulação em casos de hipofertilidade inexplicada [144].

Os nossos resultados são consistentes com a literatura: encontrámos uma associação estatisticamente significativa entre a taxa de gravidez e a espessura endometrial, com uma média de 9,7±1,5 mm nas doentes que engravidaram contra 8,48±1,7 mm no grupo de doentes não grávidas (p=0,000), e a taxa de gravidez foi de 17,4% no grupo de mulheres com EE <9 mm em comparação com 40,6% se o EE fosse >9 mm (p=0,001).

1.5.4. O momento ideal para a inseminação :

A sobrevivência dos espermatozóides na parte superior do trato genital feminino é patente, daí a necessidade de um momento preciso entre a IUI e a ovulação [111]. O momento da inseminação foi considerado um dos factores mais importantes que influenciam os resultados da IUI. Existem vários métodos de calendarização da IUI, dos quais a medição da LH (em ciclos naturais) ou a monitorização por ultra-sons do crescimento folicular combinada com a injeção de HCG foram os mais utilizados [145]. Ensaios aleatórios não encontraram diferenças significativas nas taxas de gravidez clínica ou de nascidos vivos entre diferentes períodos de 24 a 48 horas após a injeção de HCG [146,147]. Um estudo recente concluiu que a IUI pode ser realizada entre 24 e 40 horas após a injeção de HCG sem comprometer as taxas de gravidez [145].

Um único estudo prospetivo e aleatório comparou as taxas de gravidez entre a inseminação simultânea com a administração de HCG e após 34-36 horas da administração de HCG, mas os autores não encontraram diferenças estatisticamente significativas, com taxas de gravidez de 9,4% e 12,2%, respetivamente (p=0,523) [148] (Quadro XXVII).

Quadro XXVII: Momento ideal da inseminação de acordo com a literatura

Autor	Ano	Localização	Tipo de estudo	Número de ciclos	Janela de inseminação
Claman et al [146]	2004	Canadá	Previsão	270	32 a 40 horas
Rahman [147]	2011	Índia	Previsão	399	36 horas
Aydin et al [148]	2013	Turco	Previsão	220	J0- 34a 36 horas
Haller et al [111]	2017	França	Retrospetiva	1092	J1-J2
Cohlen et al [145]	2018	Amesterdão	Metanálise	-	24-48 horas
Lee et al [149]	2018	Coreia	Retrospetiva	411	36-38 horas

Outra abordagem que tem sido proposta para obter o timing correto é aumentar o número de inseminações por ciclo de uma para duas (inseminação dupla), aumentando o número de espermatozóides na ampola da trompa de Falópio. No entanto, os resultados são controversos. Ragni et al analisaram 449 ciclos de 273 casais após estimulação ovárica com citrato de clomifeno [150]. A inseminação dupla às 12 e 34 horas após o HCG resultou numa taxa de gravidez significativamente mais elevada do que uma única IUI. Numa revisão Cochrane que incluiu dois ensaios, não foi demonstrada nenhuma vantagem para a IIU dupla em comparação com a IIU simples [130]. Esse resultado foi confirmado por outro estudo maior, que também mostrou que a inseminação dupla não proporcionou melhores resultados de gravidez do que a inseminação simples [151].

No nosso estudo, todos os casais foram submetidos a inseminação simples 36 a 40 horas após a injeção de HCG.

1.5.5. Período de abstinência sexual :

Em 2010, a OMS recomendou um período de 2 a 7 dias de abstinência sexual nas suas diretrizes. Vários estudos sobre os parâmetros do esperma apoiam esta recomendação de 2 a 5 dias de abstinência, que foi associada a um volume de sémen significativamente mais elevado e a um maior número de espermatozóides móveis progressivos [152]. Em contraste, um estudo recente relatou uma mobilidade significativamente maior de espermatozóides no ejaculado de homens inférteis se eles foram produzidos dentro de 40 minutos de uma amostra inicial com menos de 5 milhões de espermatozóides móveis [153]. Para alguns autores, um período de abstinência de 0 a 2 dias poderia ser acompanhado por uma taxa mais alta de espermatozóides morfologicamente normais [152].

Alguns estudos mostraram um impacto negativo de períodos de abstinência mais longos nas taxas de gravidez em coortes de 372 [152] e 417 casais [154]. Estes dois estudos registaram taxas de gravidez mais elevadas no grupo com períodos de abstinência até 2 dias e até 3 dias, respetivamente [152,154].

Numa análise da literatura, Lemmens et al recomendam a alteração da recomendação da

OMS para um período máximo de abstinência de 3 dias [24].
No nosso estudo, verificámos que em 64% das 50 gravidezes obtidas, a duração da abstinência foi <03 dias, enquanto que em apenas 2% das gravidezes obtidas a duração foi >7 dias. A maior taxa de gravidez (18,3%) foi obtida com 4 a 7 dias de abstinência. A diferença não foi estatisticamente significativa (p=0,469) (note-se que a duração da abstinência foi >7 dias em apenas 4,3% das IUIs).

1.5.6. Tempo entre a preparação do esperma e a inseminação :

Num estudo multicêntrico de Fauque et al, que incluiu 709 pacientes de 7 centros franceses diferentes, com o objetivo de identificar o impacto do intervalo de tempo entre o fim da preparação do esperma e a IUI, os autores concluíram que um tempo ideal de 40-80 minutos era necessário para obter uma taxa máxima de gravidez [15]. Os autores explicaram esta situação pelo facto de que quando este tempo era demasiado curto, o tempo de incubação necessário para aumentar a descondensação da cromatina dos espermatozóides era provavelmente insuficiente e, pelo contrário, quando o tempo era demasiado longo, havia um provável efeito negativo das condições ambientais in vitro e um aumento da taxa de reação espontânea do acrossoma [15].
No nosso estudo, o tempo médio entre a preparação do esperma e o procedimento de inseminação propriamente dito foi de 30 minutos, e não houve diferença significativa na taxa de gravidez clínica.

1.5.7. Escolha do cateter utilizado :

Os investigadores sugeriram que o tipo de cateter utilizado pode influenciar os critérios de avaliação da gravidez [155]. Vários autores estudaram a relação entre cateteres macios e duros e o sucesso da IUI. Uma revisão da Cochrane concluiu que não havia evidência de uma diferença significativa na escolha do tipo de cateter para qualquer um dos critérios de resultado [156].
No nosso estudo, um cateter rígido foi usado para inseminar esperma preparado dentro do útero em apenas 11% das pacientes (n=36). A diferença entre a utilização de um cateter flexível ou rígido não foi estatisticamente significativa em termos de gravidez (p=0,293).

1.5.8. Procedimento difícil:

A inseminação difícil foi definida como a ocorrência de hemorragia durante o ensaio ou múltiplas tentativas de efetuar a IUI.
Num estudo retrospetivo, Khan et al não mostraram diferença na taxa de gravidez clínica para IUI fácil ou difícil [157]. Enquanto Vargas et al descobriram que a dificuldade do procedimento de IUI diminuiu a taxa de gravidez [44].
No nosso estudo, a dificuldade de inseminação não teve impacto nos resultados da IIU (p=0,324).

1.5.9. Apoio à fase lútea :

A fase lútea é uma fase importante do ciclo menstrual, durante a qual ocorre a implantação do embrião. Uma fase lútea de boa qualidade caracteriza-se por uma secreção adequada de progesterona pelo corpo lúteo e pela transformação secretora do endométrio. O suporte da fase lútea é necessário na FIV [158] . No entanto, isso permanece discutível na IUI [13].
Alguns autores mencionaram que, no caso de um ciclo espontâneo ou com estimulação simples (com 1 ou 2 folículos), não havia evidência biológica ou empírica de que o tratamento com HCG ou progesterona durante a fase lútea fosse necessário ou melhorasse a taxa de gravidez [150]. Da mesma forma, outros não encontraram nenhum efeito de suporte da fase lútea, independentemente do protocolo de estimulação ovariana utilizado [8].
Pelo contrário, outros autores, que compararam os diferentes meios de suporte lúteo em

26198 mulheres incluídas em 94 estudos controlados e aleatórios, concluíram que a HCG ou a progesterona administradas durante a fase lútea poderiam estar associadas a taxas mais elevadas de nados-vivos ou gravidezes clínicas [159].
Erdem et al estudaram a eficácia do suporte lúteo utilizando um gel de progesterona (Crinine) em ciclos de IUI estimulados com gonadotrofinas recombinantes numa população com infertilidade inexplicada. As taxas de nados-vivos por ciclo foram significativamente mais elevadas nas pacientes que utilizaram gel de progesterona vaginal para suporte da fase lútea em comparação com os controlos: 39,4% versus 23,8% (p=0,01) [50].
Numa meta-análise recente, publicada em 2017, os autores mostraram uma melhoria das taxas de gravidez e de nados-vivos nas pacientes que receberam apoio de progesterona durante a fase lútea. Este efeito foi observado apenas em pacientes estimuladas com gonadotrofinas e não com CC. Os dados desta revisão sugerem um benefício para o suporte da fase lútea durante a estimulação ovárica com gonadotrofinas para IUI [160].
Atualmente, não é recomendado nenhum tratamento de referência neste contexto [161]. No entanto, a adição de progesterona tornou-se uma prática clínica estabelecida, mesmo na ausência de provas sólidas de eficácia (ESHRE 2009) [21].

1.5.10. Classificação da tentativa :

O número de ciclos de IUI por casal é um fator importante a discutir quando se inicia o tratamento.
Na literatura, o número de tentativas varia de três a seis, dependendo dos autores e das suas práticas de estimulação. Vários autores recomendam a FIV após três tentativas falhadas de IAC. No estudo de Plosker e Amato, de 48 gravidezes, 43 ocorreram durante os primeiros 3 ciclos e apenas 5 gravidezes ocorreram após 3 ciclos de tratamento [37]. Da mesma forma, Nuojua-Huttunen et al observaram que a taxa de gravidez mais elevada em 811 ciclos (18%) foi observada durante o primeiro ciclo e que 97% de todas as gravidezes resultaram dos primeiros 4 ciclos de IAC [36]. Aboulghar et al, realizaram um estudo prospetivo, incluindo 594 pacientes com infertilidade inexplicada e pacientes com endometriose mínima a ligeira, todos os casais receberam um a três ciclos de IUI e 91 casais foram submetidos a quatro a seis ciclos após falha da IUI nos primeiros três ciclos. Nas pacientes submetidas a 1 a 3 ciclos seguidos de FIV, a taxa de gravidez por ciclo foi de 39,2% contra 5,6% nas pacientes submetidas a até 6 ciclos ($P<0,01$). Estes autores concluíram que a FIV deve ser considerada após o insucesso de 3 ciclos estimulados [165]. Merviel et al também observaram que mais de 80% das gravidezes clínicas foram obtidas durante os três primeiros ciclos [10].
Além disso, Cohlen el al, na sua metanálise publicada em 2018, concluiu que devem ser realizados pelo menos três ciclos consecutivos de IUI e que não existem provas suficientes para recomendar um número máximo de ciclos de IUI [145].
De acordo com os resultados publicados na literatura, o número de tentativas no nosso estudo correlacionou-se significativa e negativamente com a taxa de gravidez após a inseminação; 40,8% das gravidezes foram obtidas após 2 tentativas, em comparação com 20,4% e 10,2% após 3 e 4 tentativas, respetivamente (p=0,000). Nenhuma gravidez foi obtida após a 5ª tentativa na nossa série.

1.5.11. Complicações pós-inseminação :

É absolutamente essencial definir uma estratégia que permita certamente obter as melhores taxas de gravidez sem induzir um risco excessivo associado à estimulação ovárica: a hiperestimulação ovárica (SHO) e as gravidezes múltiplas com as suas consequências.
Está bem estabelecido que as gravidezes múltiplas diminuem a probabilidade de nascimento

com vida e aumentam o risco para a mãe e o feto [164,165]. Foram associadas à morbilidade materna, como a pré-eclampsia, a diabetes gestacional e um risco de 50% de parto prematuro, levando a uma morbilidade e mortalidade neonatais significativas [166]. Por conseguinte, os ciclos devem ser monitorizados de perto e, quando se observam mais de dois a três folículos maiores do que 15 mm, ou quando se observam mais de 5 folículos maiores do que 10 mm, podem ser recomendadas medidas preventivas secundárias [125], se os ciclos puderem ser cancelados e os casais devem ser aconselhados a abster-se de relações sexuais desprotegidas. Como alternativa ao cancelamento do ciclo, a aspiração do excesso de folículos no momento da injeção de HCG ou do pico de LH, ou a conversão para FIV, podem ser opções adicionais para reduzir o risco de gravidezes múltiplas [129].

No nosso estudo, não foi observada qualquer síndrome de hiperestimulação ovárica. A gravidez foi múltipla em 6,1% (n=3 gravidezes) com 2 gravidezes gemelares e uma gravidez tripla terminada aos 2 meses.

2. Pontos fortes e limitações do nosso estudo :

Os pontos fortes do nosso estudo são :

A amostra de doentes é representativa e a dimensão da amostra estudada foi suficiente para fornecer resultados estatisticamente fiáveis.

J Considerámos critérios de não-inclusão e de exclusão com referência à literatura, a fim de evitar enviesamentos e aumentar o valor do nosso estudo.

Analisámos todos os parâmetros estudados e analisados em publicações recentes.

No entanto, este estudo apresenta uma série de limitações:

A conceção retrospetiva do nosso estudo, com todos os seus preconceitos inerentes.

Nem todas as mulheres grávidas foram seguidas até ao parto, o que impediu a avaliação dos dados sobre as gravidezes e os recém-nascidos; um critério de resultado primário como o nascimento com vida teria sido mais relevante.

2.1. Recomendações e perspectivas :

A IUI é uma técnica de MPA frequentemente utilizada para o tratamento da hipofertilidade, mas os seus resultados dependem de uma série de factores específicos dos casais e dos ciclos de IUI. A estratégia de tratamento ideal deve basear-se nas caraterísticas individuais de cada paciente.

Acreditamos que os nossos resultados podem ser úteis para um melhor aconselhamento e seleção dos casais que consultam por hipofertilidade, aumentando assim o sucesso dos ciclos de IUI antes de optarem por outro tratamento de reprodução assistida muito mais dispendioso e invasivo. Os nossos resultados mostram que :

J A IUI é mais eficaz em mulheres com SOP e infertilidade inexplicada e menos eficaz em mulheres com patologia tubária e endometriose.

J Os resultados são semelhantes quando a IUI é efectuada após infertilidade primária ou secundária.

J A IUI não é recomendada, numa primeira fase, em casos de infertilidade com mais de 6 anos.

J Três ciclos de UI é o máximo absoluto que deve ser oferecido.

J A estimulação bifolicular dos ovários parece melhorar as hipóteses de gravidez, mas com um aumento modesto da taxa de gravidez gemelar.

J A IUI deve ser cancelada se forem obtidos mais de três folículos maduros, devido ao elevado risco de gravidez múltipla.

J Recomenda-se a utilização de gonadotropinas em doses baixas.

J Uma contagem final de espermatozóides móveis progressivos inseminados >5 milhões parece ser preditiva de sucesso.

J As hipóteses de sucesso são maiores e aumentam quando o NSMPI é superior a 10, entre 10 e 15, e entre 15,1 e 20 milhões, sem aumentar acima de um NSMPI de 20 milhões. Por conseguinte, recomenda-se a diluição das preparações quando se obtêm mais de 20 milhões de espermatozóides móveis progressivos.

J A mobilidade espermática inicial progressiva e total, bem como a percentagem de formas típicas, parecem ser preditivas de sucesso no resultado dos ciclos de IAC. Por isso, recomendamos uma mobilidade espermática inicial progressiva e total > 40%, e uma percentagem de formas típicas superior a 15%.

Perspectivas :

Tencionamos alargar a população do estudo a um maior número de pessoas, o que nos daria uma ideia mais clara da relevância dos nossos resultados.

5 CONCLUSÕES

A inseminação intra-uterina (IIU) é um método de procriação medicamente assistida há muito estabelecido, amplamente utilizado como uma das primeiras linhas de tratamento para casais inférteis e reconhecido como sendo o mais simples e menos dispendioso. No entanto, o sucesso de um programa de IUI é multifatorial. Foram avaliadas diferentes estratégias terapêuticas para melhorar os resultados da IUI. No entanto, os resultados em termos de gravidezes clínicas continuam a ser decepcionantes, o que sugere um problema de indicação terapêutica.

O objetivo do nosso estudo foi avaliar os factores prognósticos de sucesso da IUI em casais que recebem ciclos de IAC para permitir uma melhor orientação dos casais e, assim, uma otimização do recurso à inseminação intra-uterina a partir de uma série retrospetiva de 328 IUI em 196 casais inférteis, realizada durante um período de quatro anos, de janeiro de 2016 a janeiro de 2020, com o centro de PMA do principal hospital militar de instrução de Tunes.

Uma tentativa bem sucedida de IAC foi definida pela obtenção de uma gravidez clínica com evidência de um saco gestacional na ecografia e/ou um nível de eHCG > 1000 UI/l.

Todas as inseminações foram efectuadas após a estimulação da ovulação. A idade média dos nossos pacientes foi de 32,8±4,2 anos, com extremos que variaram de 20 a 40 anos. A infertilidade era primária em 62,5% dos casos e secundária em 37,5%. A duração média da infertilidade foi de 3,3 ± 1,9 anos, com extremos que variaram de 1 a 11 anos. A IAC foi principalmente indicada para infertilidade inexplicada (44,2%) e infertilidade masculina (27,4%). O valor médio de FSH basal foi de 7,2±2,9 UI/ml, com extremos que variaram de 1,3 a 21 UI/ml. O valor médio de AMH foi de 3,1±2,7 ng/ml, com extremos que variaram de 0,3 a 16 ng/ml. A permeabilidade tubária, pelo menos unilateral, foi verificada em todos os doentes por histerossalpingografia com ou sem crelioscopia. 67,4% dos homens eram fumadores. ^{66}A análise dos parâmetros espermáticos mostrou uma concentração espermática inicial média no dia da inseminação de 53,2±52,9x10 /ml e 75±5,6x10 /ml após a preparação, uma mobilidade total inicial média de 33,8±13 e 75,1±56 após a preparação, 69,5% dos pacientes tinham astenospermia com uma mobilidade progressiva inicial <30%. Esta astenospermia era grave (<15%) em 10,1% dos doentes. A TMSC inicial média foi de 35,6±44 milhões, a percentagem média de formas típicas de espermatozóides (David modificado) foi de 14,25±10,46% com extremos que variaram de
2 a 75%. O número médio de espermatozóides móveis progressivos inseminados (NSMPI) foi de 16,98±14,3 milhões, com extremos que variaram de 1 a 67,2 milhões.

O número médio de tentativas por casal foi de 1,7 (1 a 6). A maioria dos nossos pacientes (58,2% dos casais) beneficiou de uma única tentativa de IUI. As gonadotrofinas (FSH ou HMG) foram utilizadas em combinação com citrato de clomifeno (CC) em 76,2% dos ciclos. As doses médias de gonadotrofinas utilizadas foram 359,34±174,82 para a HMG e 333,1±174,05 para a FSH. O número médio de folículos maduros obtidos no dia da indução na nossa população de estudo foi de 1,9, com extremos de 1 a 4 folículos. A estimulação ovárica foi monofolicular em apenas 35% dos casos. A espessura endometrial média foi de 8,8±1,8 mm, com extremos de 6 a 15 mm.

Obtivemos 50 gravidezes, ou seja, 15,2% das gravidezes clínicas, incluindo uma gravidez extra-uterina.

De acordo com os nossos resultados, a taxa global de gravidez clínica por ciclo diminuiu, mas não significativamente, com o aumento da idade, de 15,3% nas mulheres com menos de 30 anos para 9,1% nas mulheres com 38 anos ou mais (p=0,381). Este resultado pode ser explicado pela exclusão das mulheres com mais de 40 anos no nosso estudo.

O nível basal de FSH teve um impacto na taxa de gravidez, que caiu de 21,7% quando este nível era <7IU/ml para 9,1% quando o FSH era >9 UI/ml (p=0,016). No entanto, o nível de estradiol no dia 3 e o nível de LH não influenciaram os resultados da IUI.

Relativamente à AMH, apenas nas mulheres com SOP se verificou um impacto estatisticamente significativo na taxa de gravidez. Esta última baixou de 72,7% quando o nível de AMH se situava entre 1 e 4,5 ng/ml para 26,3% quando o nível de AMH ultrapassava 4,5 ng/ml (p=0,032) nestas mulheres.

A taxa de gravidez aumentou de 11,5% para 35,1% quando a mobilidade progressiva inicial era <30% e >40%, respetivamente (p=0,001). A mobilidade total inicial também influenciou os nossos resultados, com uma taxa de gravidez de 11,8% nos casos de astenospermia definida por mobilidade total <40% e 20% quando a mobilidade total estava entre 40 e 60% (p=0,02).

Observámos um aumento estatisticamente significativo nas hipóteses de ciclos de IUU bem sucedidos para valores de NSMPI >5 milhões, ou seja, uma taxa de gravidez de 17,9% contra 5,3% se o NSMPI for <5 milhões; p=0,007 sem aumento óbvio na taxa de gravidez clínica por ciclo quando o NSMPI excedeu 20 milhões. Este resultado sugere que as preparações IUI podem precisar de ser diluídas quando mais de 20 milhões de espermatozóides móveis são recuperados no pellet final.

As melhores taxas de gravidez clínica foram obtidas com formas típicas superiores a 15% utilizando a classificação de David modificada, ou seja, 24,7% versus 20% e 8,1% quando a percentagem média de formas típicas era >15%; 10%<FT<15%, e <10%, respetivamente; p=0,001.

A IUI foi mais eficaz em mulheres com SOP e infertilidade inexplicada, com uma taxa de gravidezes clínicas por ciclo de 35,1% e 14,5% respetivamente, e menos eficaz em mulheres com fator tubário (10,5%) e endometriose tipo 1 a 2 (0%). A diferença entre as diferentes etiologias foi estatisticamente significativa (p=0,024).

Verificámos que uma duração mais curta da infertilidade estava significativamente associada a um melhor prognóstico, com a taxa de gravidez a aumentar de 19,3% quando a duração da infertilidade era <2 anos para 12% quando excedia os 3 anos (p=0,02).

Por outro lado, as taxas de gravidez em mulheres com infertilidade secundária tenderam a ser mais elevadas do que naquelas com infertilidade primária (17,1% versus 14,1%), embora este facto não tenha sido estatisticamente significativo (p=0,475).

O número de tentativas correlacionou-se significativa e negativamente com a taxa de gravidez após a inseminação, com 40,8% das gravidezes obtidas após 2 tentativas, em comparação com 20,4% e 10,2% obtidas após 3 e 4 tentativas, respetivamente (p=0,000).

A taxa de gravidez mais elevada foi obtida após a estimulação ovárica com CC+FSH (19,3%), mas a diferença não foi significativa em comparação com as outras moléculas utilizadas (p=0,469).

A taxa de gravidezes clínicas por ciclo em função do número de folículos >18mm no dia do início aumentou de 8,6% após a estimulação monofolicular para 18,77% quando foram obtidos dois ou mais folículos (p=0,015).

Verificou-se também uma forte associação positiva e significativa entre a taxa de gravidez clínica de IUIs por ciclo e a espessura do endométrio. A taxa de gravidez aumentou de 17,4% para 40,6% quando o endométrio era <9 mm e >9 mm, respetivamente, no dia da indução (p=0,001).

No final do nosso estudo, vários factores, tanto clínicos como biológicos, parecem influenciar o resultado dos ciclos de IUI, mas as indicações para IUI, o nível de FSH no D03 do ciclo, a mobilidade progressiva inicial dos espermatozóides, a percentagem de formas típicas, a classificação das tentativas e o número de folículos são os factores mais preditivos do sucesso dos ciclos de IUI.

Sugerimos e recomendamos o seguinte

- FSH basal <7 UI/ml
- Permeabilidade tubária bilateral na histerossalpingografia.
- Infertilidade de origem inexplicada e em caso de SOP.
- Um período de infertilidade inferior a 3 anos.
- Mobilidade progressiva e total inicial dos espermatozóides >40%.
- NSMPI >5 milhões.
- Uma diluição do pellet final obtido para a preparação de esperma no caso de NSMPI >20 milhões.
- Uma percentagem de formas típicas >15%.
- Estimulação Paucifolicular ou estimulação com um número de folículos >2 folículos.
- O endométrio é mais espesso do que 9 mm no dia do início da ovulação.
- Um máximo de 3 tentativas de IAC.

6 REFERÊNCIAS

1. Zegers Hochschild F, Adamson GD, De Mouzon J, Ishihara O, Mansour R, Nygren K, et al. Comité Internacional para a Monitorização da Tecnologia de Reprodução Assistida (ICMART) e glossário revisto da terminologia da TARV da Organização Mundial de Saúde (OMS), 2009. Fertil Steril. 2009;92(5):1520-4.
2. Inhorn MC, Patrizio P. Infertility around the globe: new thinking on gender, reproductive technologies and global movements in the 21st century. Hum Reprod Update. 2015;21(4):411-26.
3. Calhaz Jorge C, De Geyter C, Kupka MS, De Mouzon J, Erb K, Mocanu E, et al. Assisted reproductive technology in europe, 2012: results generated from european registers by ESHRE. Hum Reprod. 2016;31(8):1638-52.
4. De Geyter C, Calhaz Jorge C, Kupka MS, Wyns C, Mocanu E, Motrenko T, et al. ART na europa, 2014: resultados gerados a partir de registos europeus por ESHRE: o consórcio europeu de monitorização de ivf (EIM) para a sociedade europeia de reprodução humana e embriologia (ESHRE). Hum Reprod. 2018;33(9):1586-601.
5. Agência de biomedicina. Evaluation des résultats des laboratoires d'assistance medicale a la procreation pratiquant l'insemination artificielle intrauterine en France [Online]. 2018 [citado 14/8/2021]; [20 páginas]. Disponível em URL : https://www.agence-biomedecine.fr/IMG/pdf/national_ia_2018.pdf
6. Yazbeck C. Demasiadas inseminações intra-uterinas em França. Gynecol Obstet Fertil Senol. 2021;49(4):223-4.
7. Sahakyan M, Harlow BL, Hornstein MD. Influence of age, diagnosis, and cycle number on pregnancy rates with gonadotropin-induced controlled ovarian hyperstimulation and intrauterine insemination. Fertil Steril. 1999;72(3):500-4.
8. Monraisin O, Chansel Debordeaux L, Chiron A, Floret S, Cens S, Bourrinet S, et al. Avaliação das práticas de inseminação intra-uterina: um estudo prospetivo de 1 ano em sete centros franceses de tecnologia de reprodução assistida. Fertil Steril. 2016;105(6):1589-93.
9. Hansen KR, He AW, Styer AK, Wild RA, Butts S, Engmann L, et al. Predictors of pregnancy and live-birth in couples with unexplained infertility after ovarian stimulation-intrauterine insemination. Fertil Steril. 2016;105(6):1575-83.
10. Merviel P, Heraud MH, Grenier N, Lourdel E, Sanguinet P, Copin H. Factores preditivos de gravidez após inseminação intra-uterina (IUI): uma análise de 1038 ciclos e uma revisão da literatura. Fertil Steril. 2010;93(1):79-88.
11. Park SJ, Alvarez JR, Weiss G, Von Hagen S, Smith D, McGovern PG. Ovulatory status and follicular response predict success of clomiphene citrate-intrauterine insemination. Fertil Steril. 2007;87(5):1102-7.
12. Ombelet W, Dhont N, Thijssen A, Bosmans E, Kruger T. Qualidade do sémen e previsão do sucesso da IUI na subfertilidade masculina: uma revisão sistemática. Reprod Biomed Online. 2014;28(3):300-9.
13. Van Der Linden M, Buckingham K, Farquhar C, Kremer JM, Metwally M. Apoio à fase lútea para ciclos de reprodução assistida. Cochrane Database Syst Rev. 2015 Jul 7;2015(7):CD009154.
14. Luco SM, Agbo C, Behr B, Dahan MH. A avaliação dos parâmetros de análise do sémen pré e pós-processamento no momento da inseminação intra-uterina em casais com diagnóstico de infertilidade de fator masculino e as taxas de gravidez com base no agente de estimulação. Um estudo de coorte retrospetivo. Eur J Obstet Gynecol Reprod Biol. 2014;179:159-62.

15. Fauque P, Lehert P, Lamotte M, Bettahar Lebugle K, Bailly A, Diligent C, et al. O sucesso clínico dos ciclos de inseminação intra-uterina é afetado pelo tempo de preparação do esperma. Fertil Steril. 2014;101(6):1618-23.
16. Kim D, Child T, Farquhar C. Inseminação intra-uterina: um inquérito no Reino Unido sobre a adesão às diretrizes clínicas do NICE por clínicas de fertilidade. BMJ Open. 2015;5(5):e007588.
17. Goverde AJ, McDonnell J, Vermeiden JP, Schats R, Rutten FF, Schoemaker J. Intrauterine insemination or in-vitro fertilisation in idiopathic subfertility and male subfertility: a randomised trial and cost-effectiveness analysis. Lancet. 2000;355(9197):13-8.
18. Tjon Kon Fat RI, Bensdorp AJ, Bossuyt PM, Koks C, Oosterhuis GE, Hoek A, et al. A FIV - servida de duas formas diferentes - é mais económica do que a IUI com hiperestimulação ovárica controlada? Hum Reprod. 2015;30(10):2331-9.
19. Ghaffari F, Sadatmahalleh SJ, Akhoond MR, Eftekhari Yazdi P, Zolfaghari Z. Avaliação dos factores eficazes na gravidez após inseminação intra-uterina: um estudo retrospetivo. Int J Fertil Steril. 2015;9(3):300-8.
20. Duran HE, Morshedi M, Kruger T, Oehninger S. Intrauterine insemination: a systematic review on determinants of success (Inseminação intra-uterina: uma revisão sistemática dos factores determinantes do sucesso). Hum Reprod Update. 2002;8(4):373- 84.
21. Grupo de trabalho ESHRE Capri. Inseminação intra-uterina. Hum Reprod Update. 2009;15(3):265-77.
22. Dinelli L, Courbiere B, Achard V, Jouve E, Deveze C, Gnisci A, et al. Factores de prognóstico da gravidez após inseminação intra-uterina com o esperma do marido: conclusões de uma análise de 2.019 ciclos. Fertil Steril. 2014;101(4):994-1000.
23. Barberet J, Boucret L, Fauque P, May Panloup P. Assistência médica à procriação: técnicas actuais e novos horizontes. Rev Francoph Lab. 2018;2018(504):43-51.
24. Lemmens L, Kos S, Beijer C, Brinkman JW, Van Der Horst FL, Van Den Hoven L, et al. Valor preditivo da morfologia do esperma e da contagem de espermatozóides progressivamente móveis para resultados de gravidez na inseminação intra-uterina. Fertil Steril. 2016;105(6):1462 -8.
25. Thijssen A, Creemers A, Van Der Elst W, Creemers E, Vandormael E, Dhont N, et al. Predictive value of different covariates influencing pregnancy rate following intrauterine insemination with homologous semen: a prospective cohort study. Reprod Biomed Online. 2017;34(5):463-72.
26. Ejzenberg D, Gomes TO, Monteleone PA, Serafini PC, Soares JM, Baracat EC. Fatores prognósticos de gravidez após inseminação intra-uterina. Int J Gynaecol Obstet. 2019;147(1):65-72.
27. Michau A, El Hachem H, Galey J, Le Parco S, Perdigao S, Guthauser B, et al. Factores preditivos de gravidez após estimulação ovárica controlada e inseminação intra-uterina: uma análise retrospetiva de 4146 ciclos. J Gynecol Obstet Hum Reprod. 2019;48(10):811-5.
28. Hansen KR, Peck JD, Coward RM, Wild RA, Trussell JC, Krawetz SA, et al. Caraterísticas de desempenho da inseminação intra-uterina e contagem total de espermatozóides móveis pós-processamento em relação ao nascimento vivo de casais com infertilidade inexplicável em um ensaio clínico multicêntrico randomizado. Hum Reprod. 2020;35(6):1296-305.
29. Immediata V, Patrizio P, Parisen Toldin MR, Morenghi E, Ronchetti C, Cirillo F, et al. Twenty-one year experience with intrauterine inseminations after controlled ovarian stimulation with gonadotropins: maternal age is the only prognostic fator for success. J Assist Reprod Genet. 2020;37(5):1195-201.

30. Pellicer A, Simon C, Remoh J. Effects of aging on the female reproductive system (Efeitos do envelhecimento no sistema reprodutor feminino). Hum Reprod. 1995;10 Suppl 2:77-83.
31. Cano F, Simon C, Remoh J, Pellicer A. Effect of aging on the female reproductive system: evidence for a role of uterine senescence in the decline in female fecundity. Fertil Steril. 1995;64(3):584-9.
32. Shirasuna K, Iwata H. Efeito do envelhecimento na função reprodutiva feminina. Contracept Reprod Med. 2017;2:23.
33. Ferraretti AP, Nygren K, Andersen AN, De Mouzon J, Kupka M, Calhaz Jorge C, et al. Tendências ao longo de 15 anos em ART na europa: uma análise de 6 milhões de ciclistas. Hum Reprod Open. 2017;2017(2):12.
34. Badawy A, Elnashar A, Eltotongy M. Effect of sperm morphology and number on success of intrauterine insemination (Efeito da morfologia e do número de espermatozóides no sucesso da inseminação intra-uterina). Fertil Steril. 2009;91(3):777-81.
35. Kamath MS, Bhave P, Aleyamma T, Nair R, Chandy A, Mangalaraj AM, et al. Predictive factors for pregnancy after intrauterine insemination: a prospective study of factors affecting outcome. J Hum Reprod Sci. 2010;3(3):129-34.
36. Nuojua Huttunen S, Tomas C, Bloigu R, Tuomivaara L, Martikainen H. Tratamento de inseminação intra-uterina na subfertilidade: uma análise dos factores que afectam o resultado. Hum Reprod. 1999;14(3):698-703.
37. Plosker SM, Jacobson W, Amato P. Previsão e otimização do sucesso num programa de inseminação intra-uterina. Hum Reprod. 1994;9(11):2014-21.
38. Frederick JL, Denker MS, Rojas A, Horta I, Stone SC, Asch RH, et al. Is there a role for ovarian stimulation and intra-uterine insemination after age 40? Hum Reprod. 1994;9(12):2284-6.
39. Sahakyan M, Harlow BL, Hornstein MD. Influence of age, diagnosis, and cycle number on pregnancy rates with gonadotropin-induced controlled ovarian hyperstimulation and intrauterine insemination. Fertil Steril. 1999;72(3):500-4.
40. Dickey RP, Pyrzak R, Lu PY, Taylor SN, Rye PH. Comparação da qualidade do esperma necessária para uma inseminação intra-uterina bem sucedida com os valores limite da organização mundial de saúde para esperma normal. Fertil Steril. 1999;71(4):684-9.
41. Houmard BS, Juang MP, Soules MR, Fujimoto VY. Factores que influenciam as taxas de gravidez com um protocolo combinado de citrato de clomifeno/gonadotropina para tratamento de fertilidade com tecnologia de reprodução não assistida. Fertil Steril. 2002;77(2):384-6.
42. Belloc S, Cohen Bacrie P, Benkhalifa M, Cohen Bacrie M, De Mouzon J, Hazout A, et al. Effect of maternal and paternal age on pregnancy and miscarriage rates after intrauterine insemination (Efeito da idade materna e paterna nas taxas de gravidez e aborto após inseminação intra-uterina). Reprod Biomed Online. 2008;17(3):392-7.
43. Stone BA, Vargyas JM, Ringler GE, Stein AL, Marrs RP. Determinants of the outcome of intrauterine insemination: analysis of outcomes of 9963 consecutive cycles (Determinantes do resultado da inseminação intra-uterina: análise dos resultados de 9963 ciclos consecutivos). Am J Obstet Gynecol. 1999;180(6):1522-34.
44. Vargas Tominaga L, Alarcon F, Vargas A, Bernal G, Medina A, Polo Z. Fatores associados à gravidez na inseminação intrauterina. JBRA Assist Reprod. 2020;24(1):66-9.
45. Abdalla HI, Burton G, Kirkland A, Johnson MR, Leonard T, Brooks AA, et al. Age, pregnancy and miscarriage: uterine versus ovarian factors. Hum Reprod. 1993;8(9):1512-7.

46. Khalil MR, Rasmussen PE, Erb K, Laursen SB, Rex S, Westergaard LG. Inseminação intra-uterina homóloga. Uma avaliação dos factores de prognóstico com base numa revisão de 2473 ciclos. Ata Obstet Gynecol Scand. 2001;80(1):74-81.
47. Mathieu C, Ecochard R, Bied V, Lornage J, Czyba JC. Cumulative conception rate following intrauterine artificial insemination with husband's spermatozoa: influence of husband's age. Hum Reprod. 1995;10(5):1090-7.
48. Iberico G, Vioque J, Ariza N, Lozano JM, Roca M, Llacer J, et al. Análise dos factores que influenciam as taxas de gravidez na inseminação intra-uterina homóloga. Fertil Steril. 2004;81(5):1308-13.
49. Ahinko Hakamaa K, Huhtala H, Tinkanen H. Success in intrauterine insemination: the role of etiology (Sucesso na inseminação intra-uterina: o papel da etiologia). Ata Obstet Gynecol Scand. 2007;86(7):855-60.
50. Erdem A, Erdem M, Atmaca S, Korucuoglu U, Karabacak O. Factores que afectam a taxa de nascimentos vivos em ciclos de inseminação intra-uterina com estimulação por gonadotropina recombinante. Reprod Biomed Online. 2008;17(2):199-206.
51. Erdem M, Erdem A, Mutlu MF, Ozisik S, Yildiz S, Guler I, et al. O impacto da morfologia dos espermatozóides no resultado dos ciclos de inseminação intra-uterina com gonadotropinas na subfertilidade inexplicada e masculina. Eur J Obstet Gynecol Reprod Biol. 2016;197:120-4.
52. Buyalos RP, Daneshmand S, Brzechffa PR. Basal estradiol and folliclestimulating hormone predict fecundity in women of advanced reproductive age undergoing ovulation induction therapy. Fertil Steril. 1997;68(2):272-7.
53. Navot D, Bergh PA, Williams MA, Garrisi GJ, Guzman I, Sandler B, et al. Poor oocyte quality rather than implantation failure as a cause of age-related decline in female fertility. Lancet. 1991;337(8754):1375-7.
54. Ahmed Ebbiary NA, Lenton EA, Salt C, Ward AM, Cooke ID. The significance of elevated basal follicle stimulating hormone in regularly menstruating infertile women. Hum Reprod. 1994;9(2):245-52.
55. Mullin CM, Trivax B, Baxter M, Virji N, Saketos M, San Roman G. Hormona folículo-estimulante (FSH) e estradiol (E2) no dia 3: poderão estes valores ser utilizados como marcadores para prever os resultados da gravidez em mulheres submetidas a terapia de indução da ovulação (IO) com ciclos de inseminação intra-uterina (IIU)? Fertil Steril. 2005;84:162.
56. Soria M, Pradillo G, Garda J, Ramon P, Castillo A, Jordana C, et al. Preditores de gravidez após inseminação intra-uterina: análise de 3012 ciclos em 1201 casais. J Reprod Infertil. 2012;13(3):158-66.
57. Boulard V, Charbit B, Brasseur F, Lourdel E, Copin H, Merviel P. Factores prognósticos de gravidez na inseminação intra-uterina com esperma de dador: uma revisão de 535 ciclos ao longo de 7 anos. J Gynecol Obstet Biol Reprod. 2013;42(1):40-8.
58. Yavuz A, Demirci O, Sozen H, Uludogan M. Factores preditivos que influenciam as taxas de gravidez após a inseminação intra-uterina. Iran J Reprod Med. 2013;11(3):227 -34.
59. Bakas P, Boutas I, Creatsa M, Vlahos N, Gregoriou O, Creatsas G, et al. Can anti-mullerian hormone (AMH) predict the outcome of intrauterine insemination with controlled ovarian stimulation? Gynecol Endocrinol. 2015;31(10):765-8.
60. Moro F, Tropea A, Scarinci E, Leoncini E, Boccia S, Federico A, et al. Concentrações de hormona anti-mulleriana e contagem de folículos antrais para a previsão de resultados de gravidez após inseminação intra-uterina. Int J Gynaecol Obstet. 2016;133(1):64-8.

61. Lamazou F, Fuchs F, Genro V, Malagrida L, Torre A, Albert M, et al. Valor preditivo da hormona antimulleriana nos resultados das inseminações intra-uterinas. J Gynecol Obstet Biol Reprod. 2012;41(2):122-7.
62. Dondik Y, Virji N, Butler TS, Gaskins JT, Pagidas K, Sung L. O valor da hormona anti-mulleriana na previsão da gravidez clínica após inseminação intra-uterina. J Obstet Gynaecol Can. 2017;39(10):880-5.
63. Broer SL, Broekmans FM, Laven JE, Fauser BM. Hormona anti-mulleriana: teste de reserva ovárica e suas potenciais implicações clínicas. Hum Reprod Update. 2014;20(5):688-701.
64. Dosso N, Robin G, Catteau Jonard S, Pigny P, Leroy Billiard M, Dewailly D. Impacto dos níveis plasmáticos da hormona anti-mulleriana nos resultados das técnicas de reprodução assistida. Análise retrospetiva de um único centro de 2011 ciclos (indicações ICSI e obstruções tubárias bilaterais excluídas). J Gynecol Obstet Biol Reprod. 2015;44(1):63-71.
65. Moreau J, Gatimel N, Simon C, Cohade C, Lesourd F, Parinaud J, et al. Os níveis de hormona anti-mulleriana (AMH) específicos da idade afectam mal a taxa cumulativa de nascimentos vivos após a inseminação intra-uterina. Eur J Obstet Gynecol Reprod Biol X. 2019;3:100043.
66. Tremellen K, Kolo M. Serum anti-mullerian hormone is a useful measure of quantitative ovarian reserve but does not predict the chances of live-birth pregnancy. Aust N Z J Obstet Gynaecol. 2010;50(6):568-72.
67. Hendin BN, Falcone T, Hallak J, Nelson DR, Vemullapalli S, Goldberg J, et al. The effect of patient and semen characteristics on live birth rates following intrauterine insemination: a retrospective study. J Assist Reprod Genet. 2000;17(5):245-52.
68. Montanaro Gauci M, Kruger TF, Coetzee K, Smith K, Van Der Merwe JP, Lombard CJ. Stepwise regression analysis to study male and female factors impacting on pregnancy rate in an intrauterine insemination programme. Andrologia. 2001;33(3):135-41.
69. Lee VS, Wong JY, Loh SE, Leong NY. A motilidade dos espermatozóides na análise do sémen afecta o resultado da inseminação intra-uterina superovulatória no tratamento de casais asiáticos inférteis com infertilidade de fator masculino. Int J Gynaecol Obstet. 2002;109(2):115-20.
70. Zhao Y, Vlahos N, Wyncott D, Petrella C, Garcia J, Zacur H, et al. Impact of semen characteristics on the success of intrauterine insemination (Impacto das caraterísticas do sémen no sucesso da inseminação intra-uterina). J Assist Reprod Genet. 2004;21(5):143-8.
71. Yalti S, Gurbuz B, Sezer H, Celik S. Effects of semen characteristics on IUI combined with mild ovarian stimulation. Arch Androl. 2004;50(4):239-46.
72. Haim D, Leniaud L, Porcher R, Martin Pont B, Wolf JP, Sifer C. Avaliação prospetiva do impacto das caraterísticas do esperma no resultado da inseminação intra-uterina. Gynecol Obstet Fertil. 2009;37(3):229-35.
73. Jellad S, Basly M, Chibani M, Rachdi R. Predictive factors for intrauterine insemination success: analysis of semen parameters affecting outcome. Internet J Urol. 2014;12:1-7.
74. Kdous M, Kacem K, Ellouze S, Elloumi H, Khrouf M, Chaker A, et al. Níveis limiares de parâmetros de esperma com impacto na taxa de gravidez num programa de inseminação intra-uterina. Donn J Med Lab Diagn. 2015;1:19-23.
75. Mollaahmadi L, Keramat A, Ghiasi A, Hashemzadeh M. A relação entre os parâmetros do sémen no sémen processado e não processado com as taxas de sucesso da inseminação intra-uterina. J Turk Ger Gynecol Assoc. 2019;20(1):1-7.
76. Ainsworth AJ, Barnard EP, Baumgarten SC, Weaver AL, Khan Z. Intrauterine

insemination cycles: prediction of success and thresholds for poor prognosis and futile care (Ciclos de inseminação intra-uterina: previsão de sucesso e limiares para mau prognóstico e cuidados fúteis). J Assist Reprod Genet. 2020;37(10):2435-42.
77. Mankus EB, Holden AE, Seeker PM, Kampschmidt JC, McLaughlin JE, Schenken RS, et al. Prewash total motile count is a poor predictor of live birth in intrauterine insemination cycles. Fertil Steril. 2019;111(4):708-13.
78. Wainer R, Albert M, Dorion A, Bailly M, Bergere M, Lombroso R, et al. Influência do número de espermatozóides móveis inseminados e da sua morfologia no sucesso da inseminação intra-uterina. Hum Reprod. 2004;19(9):2060-5.
79. Miller DC, Hollenbeck BK, Smith GD, Randolph JF, Christman GM, Smith YR, et al. A contagem total de espermatozóides móveis processados correlaciona-se com o resultado da gravidez após a inseminação intra-uterina. Urology. 2002;60(3):497-501.
80. Van Weert JM, Repping S, Van Voorhis BJ, Van Der Veen F, Bossuyt PM, Mol BJ. Performance of the postwash total motile sperm count as a predictor of pregnancy at the time of intrauterine insemination: a meta-analysis. Fertil Steril. 2004;82(3):612 -20.
81. Gubert PG, Pudwell J, Van Vugt D, Reid RL, Velez MP. Número de espermatozóides móveis inseminados e resultados de gravidez na inseminação intra-uterina. Fertil Res Pract. 2019;5:10.
82. Demir B, Dilbaz B, Cinar O, Karadag B, Tasci Y, Kocak M, et al. Factores que afectam o resultado da gravidez de ciclos de inseminação intra-uterina em casais com caraterísticas femininas favoráveis. J Obstet Gynaecol. 2011;31(5):420-3.
83. Muthigi A, Jahandideh S, Bishop LA, Naeemi FK, Shipley SK, O'brien JE, et al. Clarifying the relationship between total motile sperm counts and intrauterine insemination pregnancy rates. Fertil Steril. 2021;115(6):1454-60.
84. Starosta A, Gordon CE, Hornstein MD. Factores preditivos para os resultados da inseminação intra-uterina: uma revisão. Fertil Res Pract. 2020;6(1):23.
85. Hassan N, Agbo C, Dahan MH. Taxas de gravidez não afectadas pela contagem de espermatozóides na inseminação intra-uterina: um estudo de coorte retrospetivo. Minerva Ginecol. 2017;69(1):6-12.
86. Delaroche L, Caillou H, Lamazou F, Genauzeau E, Meicler P, Oger P, et al. Live birth after intrauterine insemination: is there an upper cut-off for the number of motile spermatozoa inseminated? Reprod Biomed Online. 2021;42(1):117-24.
87. Ombelet W, Vandeput H, Van De Putte G, Cox A, Janssen M, Jacobs P, et al. Inseminação intra-uterina após estimulação ovárica com citrato de clomifeno: potencial preditivo da contagem de móbiles inseminantes e da morfologia dos espermatozóides. Hum Reprod. 1997;12(7):1458-63.
88. Cohlen BJ, Velde ER, Van Kooij RJ, Looman CW, Habbema JD. Hiperestimulação ovárica controlada e inseminação intra-uterina para o tratamento da subfertilidade masculina: um estudo controlado. Hum Reprod. 1998;13(6):1553-8.
89. Tomlinson M, Lewis S, Morroll D. Sperm quality and its relationship to natural and assisted conception: british fertility society guidelines for practice. Hum Fertil. 2013;16(3):175-93.
90. Hauser R, Yogev L, Botchan A, Lessing JB, Paz G, Yavetz H. Intrauterine insemination in male fator subfertility: significance of sperm motility and morphology assessed by strict criteria. Andrologia. 2001;33(1):13-7.
91. Van Waart J, Kruger TF, Lombard CJ, Ombelet W. Valor preditivo da morfologia normal do esperma na inseminação intra-uterina (IUI): uma revisão estruturada da literatura. Hum

Reprod Update. 2001;7(5):495-500.
92. Shibahara H, Obara H, Ayustawati, Hirano Y, Suzuki T, Ohno A, et al. Previsão de gravidez por inseminação intra-uterina utilizando estimativas CASA e critérios rigorosos em pacientes com infertilidade de fator masculino. Int J Androl. 2004;27(2):63-8.
93. Nikbakht R, Saharkhiz N. The influence of sperm morphology, total motile sperm count of semen and the number of motile sperm inseminated in sperm samples on the success of intrauterine insemination. Int J Fertil Steril. 2011;5(3):168-73.
94. Karabinus DS, Gelety TJ. O impacto da morfologia do esperma avaliada por critérios rigorosos no sucesso da inseminação intra-uterina. Fertil Steril. 1997;67(3):536-41.
95. Sun Y, Li B, Fan LQ, Zhu WB, Chen XJ, Feng JH, et al. A morfologia dos espermatozóides afecta o resultado da inseminação intra-uterina em pacientes com concentração e motilidade normais dos espermatozóides? Andrologia. 2012;44(5):299-304.
96. Deveneau NE, Sinno O, Krause M, Eastwood D, Sandlow JI, Robb P, et al. Impacto da morfologia do esperma na probabilidade de gravidez após inseminação intra-uterina. Fertil Steril. 2014;102(6):1584-90.
97. Kohn TP, Kohn JR, Ramasamy R. Effect of sperm morphology on pregnancy success via intrauterine insemination: a systematic review and meta-analysis. J Urol. 2018;199(3):812-22.
98. Zinaman MJ, Brown CC, Selevan SG, Clegg ED. Qualidade do sémen e fertilidade humana: um estudo prospetivo com casais saudáveis. J Androl. 2000;21(1):145-53.
99. Kunzle R, Mueller MD, Hanggi W, Birkhauser MH, Drescher H, Bersinger NA. Qualidade do sémen de homens fumadores e não fumadores em casais inférteis. Fertil Steril. 2003;79(2):287-91.
100. Lewin A, Gonen O, Orvieto R, Schenker JG. Effect of smoking on concentration, motility and zona-free hamster test on human sperm. Arch Androl. 1991;27(1):51-4.
101. Adelusi B, Al Twaijiri MH, Al Meshari A, Kangave D, Al Nuaim LA, Younnus B. Correlação entre fumar e beber café com a motilidade progressiva do esperma em homens inférteis. Afr J Med Med Sci. 1998;27(1-2):47-50.
102. Brugo Olmedo S, Chillik C, Kopelman S. Definição e causas da infertilidade. Reprod Biomed Online. 2001;2(1):41-53.
103. Comité de Prática da Sociedade Americana de Medicina Reprodutiva. Tabagismo e infertilidade. Fertil Steril. 2008;90 Suppl 5:254-9.
104. Tomlinson MJ, Amissah Arthur JB, Thompson KA, Kasraie JL, Bentick B. Indicadores de prognóstico para a inseminação intra-uterina (IUI): modelo estatístico para o sucesso da IUI. Hum Reprod. 1996;11(9):1892-6.
105. Steures P, Van Der Steeg JW, Verhoeve HR, Van Dop PA, Hompes PA, Bossuyt PM, et al. A hiperestimulação ovárica na inseminação intra-uterina para a subfertilidade de fator cervical melhora as taxas de gravidez? Hum Reprod. 2004;19(10):2263-6.
106. Ashrafi M, Rashidi M, Ghasemi A, Arabipoor A, Daghighi S, Pourasghari P, et al. The role of infertility etiology in success rate of intrauterine insemination cycles: an evaluation of predictive factors for pregnancy rate. Int J Fertil Steril. 2013;7(2):100-7.
107. Cao S, Zhao C, Zhang J, Wu X, Zhou L, Guo X, et al. É necessário um número mínimo de espermatozóides móveis para uma fertilização bem sucedida através da inseminação artificial intra-uterina com espermatozóides do marido. Andrologia. 2014;46(5):529- 34.
108. Ghaffari F, Sadatmahalleh SJ, Akhoond MR, Eftekhari Yazdi P, Zolfaghari Z. Avaliação dos factores eficazes na gravidez após inseminação intra-uterina: um estudo retrospetivo. Int J Fertil Steril. 2015;9(3):300-8.

109. Kerin JF, Kirby C, Peek J, Jeffrey R, Warnes GM, Matthews CD, et al. Melhoria da taxa de conceção após inseminação intra-uterina de espermatozóides lavados de homens com má qualidade do sémen. Lancet. 1984;1(8376):533-5.
110. Cabry Goubet R, Scheffler F, Belhadri Mansouri N, Belloc S, Lourdel E, Devaux A, et al. Efeito dos tipos e indicações de gonadotrofinas no sucesso da inseminação intrauterina homóloga: um estudo de 1251 ciclos e uma revisão da literatura. Biomed Res Int. 2017;2017:3512784.
111. Haller L, Severac F, Rongieres C, Ohl J, Bettahar K, Lichtblau I, et al. Intrauterine insemination 24 or 48 hours after ovulation: pregnancy and delivery rates. Gynecol Obstet Fertil Senol. 2017;45(4):210-4.
112. Sicchieri F, Silva AB, Silva AJ, Navarro PA, Ferriani RA, Reis RD. Fatores prognósticos em ciclos de inseminação intrauterina. JBRA Assist Reprod. 2018;22(1):2-7.
113. Grupo de trabalho de consenso sobre SOP patrocinado pela ESHRE/ASRM de Roterdão. Revised 2003 consensus on diagnostic criteria and long-term health risks related to polycystic ovary syndrome. Fertil Steril. 2004;81(1):19-25.
114. Grupo de trabalho de consenso sobre SOP patrocinado pela ESHRE/ASRM em Salónica. Consensus on infertility treatment related to polycystic ovary syndrome (Consenso sobre o tratamento da infertilidade relacionada com a síndrome dos ovários poliquísticos). Hum Reprod. 2008;23(3):462-77.
115. Merviel P, Bouee S, Menard M, Le Martelot MT, Roche S, Lelievre C, et al. Que estimulação ovárica para que mulheres: a síndrome dos ovários poliquísticos (SOP). Gynecol Obstet Fertil Senol. 2017;45(11):623-31.
116. Evers JH. Subfertilidade feminina. Lancet. 2002;360(9327):151-9.
117. O'flynn N. Avaliação e tratamento de pessoas com problemas de fertilidade: diretriz NICE. Br J Gen Pract. 2014;64(618):50-1.
118. Nandi A, Gudi A, Shah A, Homburg R. An online survey of specialists' opinion on first line management options for unexplained subfertility (Um inquérito em linha sobre a opinião dos especialistas relativamente às opções de tratamento de primeira linha para a subfertilidade inexplicada). Hum Fertil. 2015;18(1):48-53.
119. Farquhar CM, Liu E, Armstrong S, Arroll N, Lensen S, Brown J. Intrauterine insemination with ovarian stimulation versus expectant management for unexplained infertility (TUI): a pragmatic, open-label, randomised, controlled, two-centre trial. Lancet. 2018;391(10119):441-50.
120. Bensdorp AJ, Cohlen BJ, Heineman MJ, Vandekerckhove P. Inseminação intra-uterina para subfertilidade masculina. Cochrane Database Syst Rev. 2007 Oct 17;(4):CD000360.
121. Bensdorp AJ, Tjon Kon Fat RI, Bossuyt PM, Koks CM, Oosterhuis GE, Hoek A, et al. Prevenção de gravidezes múltiplas em casais com subfertilidade masculina inexplicada ou ligeira: ensaio aleatório controlado de fertilização in vitro com transferência de um único embrião ou fertilização in vitro em ciclo natural modificado em comparação com inseminação intra-uterina com hiperestimulação ovárica controlada. Br Med J. 2015;350:g7771.
122. Cochet T, Gatimel N, Moreau J, Cohade C, Fajau C, Lesourd F, et al. Effect of unilateral tubal abnormalities on the results of intrauterine inseminations. Reprod Biomed Online. 2017;35(3):314-7.
123. Berker B, Kahraman K, Taskin S, Sukur YE, Sonmezer M, Atabekoglu CS. FSH recombinante versus citrato de clomifeno para estimulação ovárica em casais com infertilidade inexplicada e subfertilidade masculina submetidos a inseminação intra-uterina: um ensaio aleatório. Arch Gynecol Obstet. 2011;284(6):1561-6.

124. Lin MH, Hwu YM, Lin SY, Lee RK. Tratamento de mulheres inférteis com oclusão tubária unilateral por inseminação intra-uterina e estimulação ovariana. Taiwan J Obstet Gynecol. 2013;52(3):360-4.
125. Yi G, Jee BC, Suh CS, Kim SH. Inseminação intra-uterina estimulada em mulheres com oclusão tubária unilateral. Clin Exp Reprod Med. 2012;39(2):68-72.
126. Collinet P, Fritel X, Revel Delhom C, Ballester M, Bolze PA, Borghese B, et al. Gestão da endometriose: diretrizes de prática clínica CNGOF/HAS - versão curta. J Gynecol Obstet Hum Reprod. 2018;47(7):265-74.
127. Cosma S, Benedetto C. Algoritmo de classificação de pacientes com endometriose: Proposta para gerenciamento personalizado. Adv Clin Exp Med. 2020;29(5):615-22.
128. Van Der Houwen LE, Schreurs AF, Schats R, Heymans MW, Lambalk CB, Hompes PA, et al. Eficácia e segurança da inseminação intra-uterina em pacientes com endometriose moderada a grave. Reprod Biomed Online. 2014;28(5):590-8.
129. Biljan MM, Mahutte NG, Tulandi T, Tan SL. Estudo prospetivo, aleatório e em dupla ocultação da correlação entre o tempo de administração e os efeitos antiestrogénicos do citrato de clomifeno nos órgãos reprodutores. Fertil Steril. 1999;71(4):633-8.
130. Cantineau AP, Cohlen BJ, Heineman MJ. Protocolos de estimulação ovárica (anti-estrogénios, gonadotrofinas com e sem agonistas/antagonistas da GnRH) para inseminação intra-uterina (IUI) em mulheres com subfertilidade. Cochrane Database Syst Rev. 2007 Apr 18;(2):CD005356.
131. Arici A, Byrd W, Bradshaw K, Kutteh WH, Marshburn P, Carr BR. Evaluation of clomiphene citrate and human chorionic gonadotropin treatment: a prospective, randomized, crossover study during intrauterine insemination cycles. Fertil Steril. 1994;61(2):314-8.
132. Martinez AR, Bernardus RE, Voorhorst FJ, Vermeiden JP, Schoemaker J. A inseminação intra-uterina e o citrato de clomifeno não melhoram a fecundidade em casais com infertilidade devida a factores masculinos ou idiopáticos: um estudo prospetivo, aleatório e controlado. Fertil Steril. 1990;53(5):847-53.
133. Weiss NS, Van Vliet MN, Limpens J, Hompes PA, Lambalk CB, Mochtar MH, et al. Espessura endometrial em mulheres submetidas a IUI com estimulação ovárica. Quão espessa é demasiado fina? Uma revisão sistemática e meta-análise. Hum Reprod. 2017;32(5):1009-18.
134. Danhof NA, Van Wely M, Repping S, Koks C, Verhoeve HR, De Bruin JP, et al. Hormona folículo-estimulante versus citrato de clomifeno na inseminação intra-uterina para subfertilidade inexplicada: um ensaio controlado aleatório. Hum Reprod. 2018;33(10):1866-74.
135. Mitwally MF, Casper RF. Utilização de um inibidor da aromatase para indução da ovulação em pacientes com uma resposta inadequada ao citrato de clomifeno. Fertil Steril. 2001;75(2):305-9.
136. Badawy A, Elnashar A, Totongy M. Clomiphene citrate or aromatase inhibitors combined with gonadotropins for superovulation in women undergoing intrauterine insemination: a prospective randomised trial. J Obstet Gynaecol. 2010;30(6):617-21.
137. Huang S, Du X, Wang R, Li R, Wang H, Luo L, et al. Indução da ovulação e inseminação intra-uterina em mulheres inférteis com síndrome dos ovários policísticos: uma comparação de medicamentos. Eur J Obstet Gynecol Reprod Biol. 2018;231:117-21.
138. Nguyen TT, Doan HT, Quan LH, Lam NM. Effect of letrozole for ovulation induction combined with intrauterine insemination on women with polycystic ovary syndrome (Efeito do letrozol na indução da ovulação combinada com inseminação intra-uterina em mulheres

com síndrome dos ovários poliquísticos). Gynecol Endocrinol. 2020;36(10):860-3.
139. Legro RS, Brzyski RG, Diamond MP, Coutifaris C, Schlaff WD, Casson P, et al. Letrozol versus clomifeno para infertilidade na síndrome dos ovários policísticos. N Engl J Med. 2014;371(2):119-29.
140. Franik S, Eltrop SM, Kremer JA, Kiesel L, Farquhar C. Inibidores da aromatase (letrozole) para mulheres subférteis com síndrome dos ovários policísticos. Cochrane Database Syst Rev. 2018 24 de maio; 5 (5): CD010287.
141. Yun BH, Chon SJ, Park JH, Seo SK, Cho S, Choi YS, et al. Estimulação mínima utilizando gonadotropina combinada com citrato de clomifeno ou letrozol para inseminação intra-uterina. Yonsei Med J. 2015;56(2):490-6.
142. Van Rumste ME, Custers IM, Van Der Veen F, Van Wely M, Evers JH, Mol BJ. The influence of the number of follicles on pregnancy rates in intrauterine insemination with ovarian stimulation: a meta-analysis. Hum Reprod Update. 2008;14(6):563-70.
143. Esmailzadeh S, Faramarzi M. Endometrial thickness and pregnancy outcome after intrauterine insemination (Espessura do endométrio e resultado da gravidez após inseminação intra-uterina). Fertil Steril. 2007;88(2):432-7.
144. Danhof NA, Van Eekelen R, Repping S, Mol BJ, Van Der Veen F, Van Wely M, et al. Espessura endometrial como biomarcador para gravidez em curso em IUI para subfertilidade inexplicada: uma análise secundária. Hum Reprod Open. 2020;2020(1):24.
145. Cohlen B, Bijkerk A, Van Der Poel S, Ombelet W. IUI: revisão e avaliação sistemática das provas que sustentam as recomendações globais. Hum Reprod Update. 2018;24(3):300-19.
146. Claman P, Wilkie V, Collins D. A inseminação intra-uterina 33 ou 39 horas após a administração de gonadotrofina coriónica humana produz as mesmas taxas de gravidez que após a terapia de superovulação. Fertil Steril. 2004;82(1):13-6.
147. Rahman SM, Karmakar D, Malhotra N, Kumar S. Timing of intrauterine insemination: an attempt to unravel the enigma. Arch Gynecol Obstet. 2011;284(4):1023-7.
148. Aydin Y, Hassa H, Oge T, Tokgoz VY. Um estudo aleatório da administração simultânea de hCG com inseminação intra-uterina em ciclos estimulados. Eur J Obstet Gynecol Reprod Biol. 2013;170(2):444-8.
149. Lee J, Hwang S, Lee J, Yoo J, Jang D, Hwang K, et al. Efeito do momento da inseminação no resultado da gravidez em associação com a idade feminina, motilidade espermática, morfologia espermática e concentração espermática na inseminação intra-uterina. J Obstet Gynaecol Res. 2018;44(6):1100-6.
150. Ragni G, Maggioni P, Guermandi E, Testa A, Baroni E, Colombo M, et al. Eficácia da inseminação intra-uterina dupla em ciclos controlados de hiperestimulação ovárica. Fertil Steril. 1999;72(4):619-22.
151. Osuna C, Matorras R, Pijoan JI, Rodnguez Escudero FJ. Uma versus duas inseminações por ciclo na inseminação intra-uterina com esperma dos maridos das pacientes: uma revisão sistemática da literatura. Fertil Steril. 2004;82(1):17-24.
152. Marshburn PB, Giddings A, Causby S, Matthews ML, Usadi RS, Steuerwald N, et al. Influence of ejaculatory abstinence on seminal total antioxidant capacity and sperm membrane lipid peroxidation. Fertil Steril. 2014;102(3):705-10.
153. Bahadur G, Homburg R, Muneer A, Racich P, Alangaden T, Al Habib A, et al. As estratégias de tratamento de fertilidade de primeira linha relativas à IUI e à FIV requerem provas clínicas. Hum Reprod. 2016;31(6):1141-6.
154. Jurema MW, Vieira AD, Bankowski B, Petrella C, Zhao Y, Wallach E, et al. Efeito do

período de abstinência ejaculatória na taxa de gravidez após inseminação intra-uterina. Fertil Steril. 2005;84(3):678-81.
155. Comité de Prática da Sociedade Americana de Medicina Reprodutiva. Realização da transferência de embriões: uma diretriz. Fertil Steril. 2017;107(4):882-96.
156. Van Der Poel N, Farquhar C, Abou Setta AM, Benschop L, Heineman MJ. Cateteres macios versus cateteres firmes para inseminação intra-uterina. Cochrane Database Syst Rev. 2010 Nov 10;(11):CD006225.
157. Khan SN, Storer BL, Peck JD, Goddard LD, Hansen KR, Craig LB. Does a difficult intrauterine insemination lower pregnancy rates and live birth rates? Fertil Steril. 2013;100(3):378.
158. Hubayter ZR, Muasher SJ. Luteal supplementation in in vitro fertilization: more questions than answers. Fertil Steril. 2008;89(4):749-58.
159. Van Der Linden M, Buckingham K, Farquhar C, Kremer JM, Metwally M. Apoio à fase lútea para ciclos de reprodução assistida. Cochrane Database Syst Rev. 2015 Jul 7;2015(7):CD009154.
160. Green KA, Zolton JR, Schermerhorn SV, Lewis TD, Healy MW, Terry N, et al. Progesterone luteal support after ovulation induction and intrauterine insemination: an updated systematic review and meta-analysis. Fertil Steril. 2017;107(4):924-33.
161. Dupuis S, Dani V, Fatfouta I, Staccini P, Delotte J. Impact du soutien de la phase luteale par human chorionic gonadotropine (hCG) dans les inseminations intra- uterines. Gynecol Obstet Fertil Senol. 2019;47(10):739-46.
162. Scher AI, Petterson B, Blair E, Ellenberg JH, Grether JK, Haan E, et al. The risk of mortality or cerebral palsy in twins: a collaborative population-based study. Pediatr Res. 2002;52(5):671-81.
163. Santana DS, Cecatti JG, Surita FG, Silveira C, Costa ML, Souza JP, et al. Twin pregnancy and severe maternal outcomes: the world health organization multicountry survey on maternal and newborn health. Obstet Gynecol. 2016;127(4):631-41.
164. Ombelet W, De Sutter P, Van Der Elst J, Martens G. Gestação múltipla e tratamento da infertilidade: registo, reflexão e reação - o projeto belga. Hum Reprod Update. 2005;11(1):3-14.
165. Aboulghar M, Mansour R, Serour G, Abdrazek A, Amin Y, Rhodes C. A hiperestimulação ovárica controlada e a inseminação intra-uterina para o tratamento da infertilidade inexplicada devem ser limitadas a um máximo de três ensaios. Fertil Steril. 2001;75(1):88- 91.

Currículo

Introdução :

A inseminação intra-uterina (IIU) é o método mais simples e menos dispendioso de procriação medicamente assistida (PMA), sendo frequentemente utilizada como tratamento de primeira linha, particularmente em casos de hipofertilidade inexplicada. No entanto, os seus resultados continuam a ser decepcionantes.

O objetivo deste estudo foi determinar os factores que predizem o sucesso dos ciclos de IUI, a fim de melhor selecionar os candidatos a esta técnica de MPA.

Métodos :

Este foi um estudo retrospetivo realizado no serviço de saúde reprodutiva do principal hospital de treinamento militar em Tunis durante um período de 4 anos, entre janeiro de 2016 e janeiro de 2020. Incluímos neste estudo 196 casais inférteis que receberam ciclos de IUI durante este período cuja idade era <40 anos com pelo menos uma trompa permeável à histerossalpingografia e uma contagem final de espermatozóides móveis progressivos> 1 milhão. O critério foi a taxa de gravidez clínica.

Resultados:

Foram analisadas 328 tentativas de IUI. A taxa global de gravidez clínica foi de 15,2%. O número máximo de gravidezes foi observado em mulheres com síndroma dos ovários poliquísticos (35,1%). A duração da infertilidade teve um impacto significativo na taxa de gravidez. O prolongamento da duração da infertilidade para além de 6 anos foi um fator de previsão negativo da gravidez após IUI (p=0,02). Um nível basal de FSH inferior a 7 UI/ml foi associado a uma tentativa bem sucedida de IUI (p=0,016). A mobilidade total inicial e a mobilidade progressiva >40% no dia da inseminação foram associadas a um aumento significativo das taxas de gravidez (p=0,002 e p=0,001, respetivamente). As hipóteses de um ciclo de IUI bem sucedido foram maiores quando o número total de espermatozóides móveis progressivos inseminados excedeu os 5 milhões (17,9% versus 5,3%, p=0,007). Um aumento significativo na taxa de gravidez foi observado quando a percentagem de formas típicas excedeu 15% (p=0,001). A passagem de 1 para 2 ou mais folículos aumentou as hipóteses de gravidez de 8,6% para 18,8% (**p=0**,015). Da mesma forma, a taxa de gravidez foi significativamente mais elevada quando a espessura do endométrio era superior ou igual a 9 mm (38,8% vs 15,2%, p=0,001).

Conclusão:

Os nossos resultados sugerem que determinados factores masculinos e femininos influenciam o resultado das tentativas. A tomada em consideração destes parâmetros permitir-nos-á orientar melhor os casais e, assim, otimizar as suas hipóteses de sucesso na IUI.

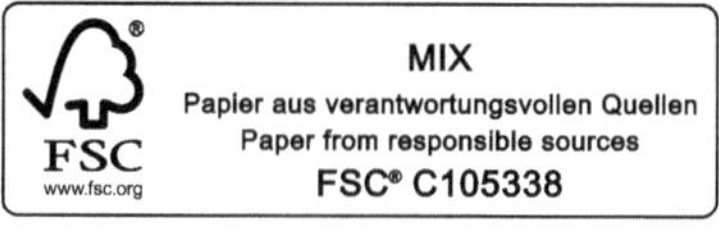

Printed by Books on Demand GmbH, Norderstedt / Germany